Juste pour l'ECN

Collection dirigée
par Marc-Antoine Rousseau

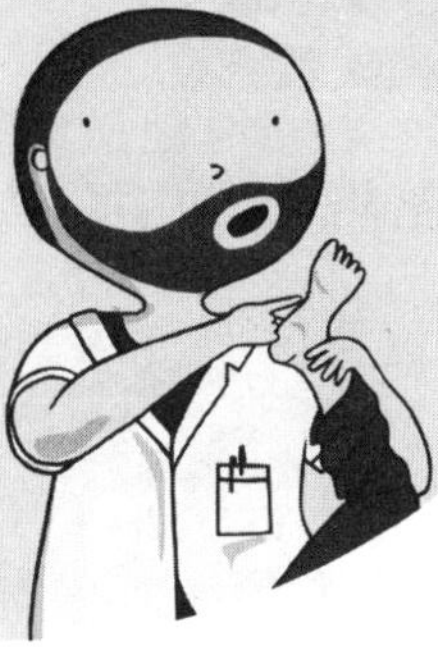

Endocrinologie Diabétologie et Nutrition

Nicolas Chevalier
Jean-Louis Sadoul
Anne-Gaëlle Poullot

ellipses

Juste pour l'ECN

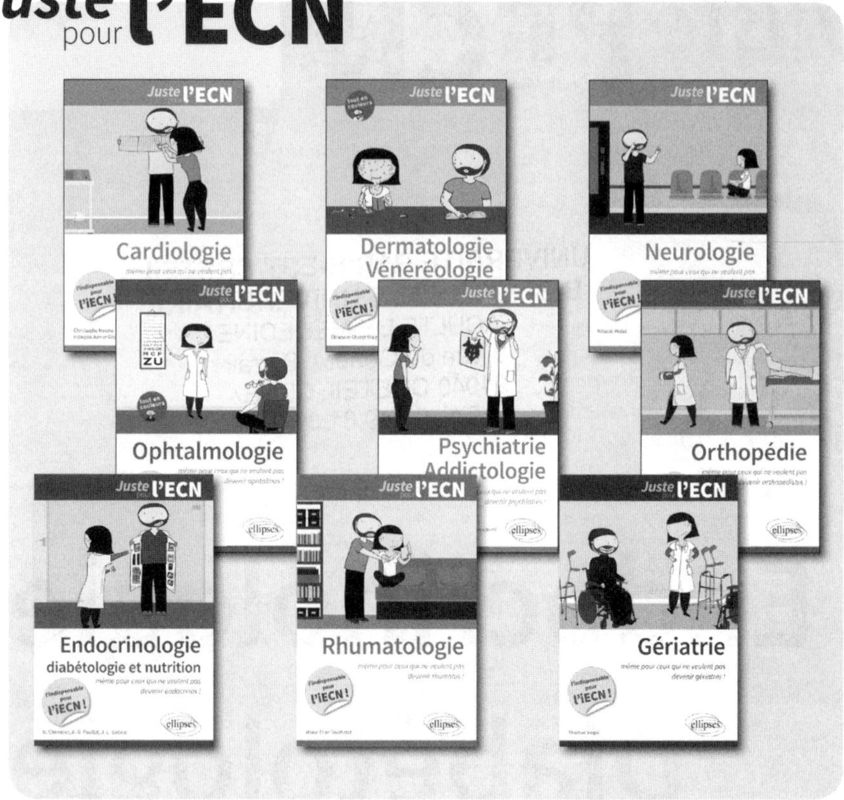

Les illustrations de couverture de la collection ainsi que les personnages de Blaise et Michèle ont été créés par Dr Couine.

ISBN 9782340-003378
©Ellipses Édition Marketing S.A., 2015
32, rue Bargue 75740 Paris cedex 15

www.editions-ellipses.fr

Sommaire

N° 40. Aménorrhée

- Argumenter les principales hypothèses diagnostiques et justifier les examens complémentaires pertinents.

▶ **Statistiques ECN**

2004 (Dossier 3)
2005 (Dossier 1)
2008 (Dossier 4)

▶ **En quelques mots clés**

- Primaire/Secondaire
- Béta-hCG
- Hyperprolactinémie
- Ovaires polykystiques
- Syndrome de Turner
- Malformations

Dix commandements

✓ Tu penseras à une grossesse devant toute aménorrhée
✓ Tu rechercheras une cause à toute aménorrhée
✓ Tu ne débuteras aucun traitement sans enquête étiologique approfondie
✓ Tu rechercheras une cause génétique congénitale à toute aménorrhée primaire (syndrome de Turner)
✓ Tu élimineras une hyperprolactinémie devant toute aménorrhée
✓ Tu évoqueras une carence nutritionnelle en cas d'aménorrhée avec des gonadotrophines basses
✓ Tu évoqueras une insuffisance ovarienne en cas d'aménorrhée avec des gonadotrophines élevées
✓ Tu penseras au syndrome des ovaires polykystiques en cas d'hyperandrogénie associée
✓ Tu élimineras toujours une tumeur surrénalienne ou ovarienne avant d'affirmer l'existence d'un syndrome des ovaires polykystiques
✓ Tu n'oublieras pas de rechercher une malformation utérine ou vaginale

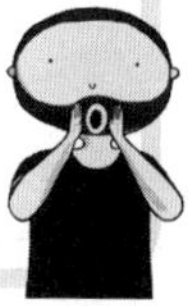

Quand les Anglais ne débarquent pas,
c'est la débandade

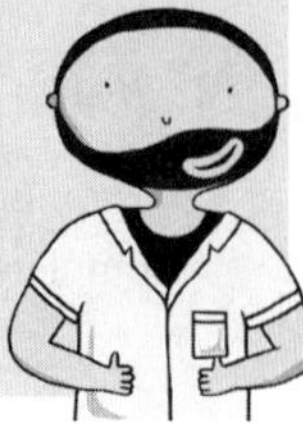

La question

DÉFINITION

Il s'agit de l'**absence de cycles menstruels :**
- chez la fille après 16 ans = *aménorrhée primaire* (avec ou sans développement pubertaire)
- chez une femme préalablement réglée = *aménorrhée secondaire* (parfois dans des situations physiologiques = grossesse, allaitement, ménopause)

DÉMARCHE DIAGNOSTIQUE

Aménorrhée primaire

- Penser à une **cause génétique en priorité** +++ (hypogonadismes hypogonadotropes congénitaux ; dysgénésies gonadiques comme le syndrome de Turner 45X0)

- **Interrogatoire**
  - antécédents néonataux
  - courbe de croissance staturo-pondérale
  - âge de puberté des parents
  - autres cas d'hypogonadisme dans la famille
  - contexte syndromique, malformatif
  - antécédent de maladie chronique
  - antécédent de chimiothérapie, de radiothérapie
  - antécédent d'irradiation cérébrale ou corps total

- **Examen physique**
  - poids, taille, IMC + notion d'amaigrissement
  - développement pubertaire (stades de Tanner)
  - examen des organes génitaux externes (à la recherche d'une dysgénésie gonadique)
  - recherche d'une anosmie et de syncinésies d'imitation (hypogonadisme hypogonadotrope congénital)
  - recherche d'une galactorrhée (hyperprolactinémie)

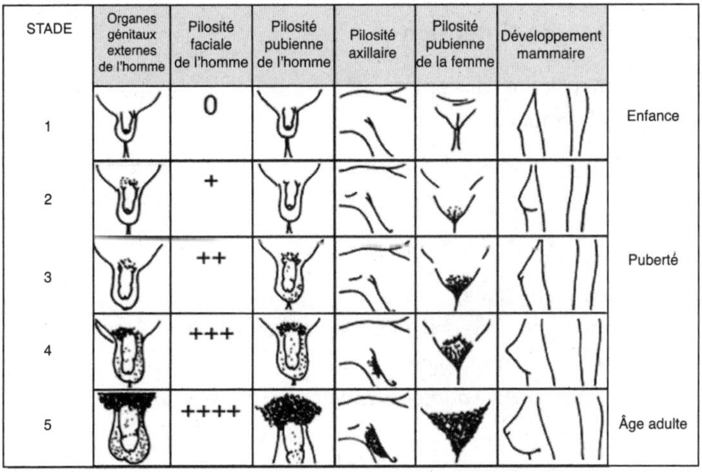

Stades de Tanner

Aménorrhée secondaire

TOUJOURS ÉLIMINER UNE GROSSESSE !

- **Interrogatoire**
  - activité sexuelle/contraception
  - prises médicamenteuses (hyperprolactinémie +++)
  - recherche de signes climatériques (bouffées de chaleur +++)
  - antécédent de maladie chronique ou endocrinienne
  - antécédent de chimiothérapie
  - antécédent d'irradiation cérébrale ou corps total ou pelvienne
  - sélectivité alimentaire (enquête alimentaire)
  - activité physique intensive

- **Examen physique**
  - poids, taille, IMC + notion d'amaigrissement
  - examen des organes génitaux externes (imprégnation estrogénique)
  - recherche de signes d'hyperandrogénie (hirsutisme, acné, séborrhée, alopécie, hypertrophie musculaire, raucité de la voix)
  - recherche d'une galactorrhée
  - recherche d'un syndrome tumoral hypophysaire

Bilan de première intention

- **béta-hCG** (éliminer une grossesse)
- dosages hormonaux
  - FSH
  - LH
  - estradiol
  - **prolactine**
  - testostérone totale
- échographie pelvienne (= éliminer une malformation ; rechercher les deux ovaires et évaluer leur morphologie)
- en cas d'aménorrhée primaire, caryotype + âge osseux

ÉTIOLOGIES

Étiologies		Contexte
Atteintes hypothalamo-hypophysaires *Estradiol bas* *FSH, LH normales ou basses*	**Atteinte hypothalamique organique**	• **Tumeur** (macro-adénome hypophysaire, craniopharyngiome, kyste de la poche de Rathke) • **Processus infiltratif** (sarcoïdose, histiocytose) : diabète insipide souvent associé • **Séquelles d'irradiation cérébrale**
	Hypogonadisme hypogonadotrope congénital	• **Avec anosmie**, par anomalie de migration des neurones à GnRH : *syndrome de Kallman* (gènes KAL1, FGFR1, PROKR2, PROK2) • **Sans anosmie** : hypogonadisme hypogonadotrope Idiopathique (HHI) par mutation de GPR54 (Kiss), du récepteur du GnRH
	Atteinte hypothalamique fonctionnelle	• Cause la plus fréquente +++ • Liée à un *apport calorique insuffisant* (lipides +++) : arrêt de pulsatilité du GnRH (idem anorexie mentale)
	Hyperprolactinémie	• Fréquente +++ (20 %) • **Adénome** hypophysaire (à prolactine, mixte ou déconnexion) • **Causes médicamenteuses**...
	Déficit gonadotrope d'origine hypophysaire	• **Hypophysite** auto-immune (post-partum +++) • **Nécrose** hypophysaire (apoplexie adénomateuse, syndrome de Sheehan suite à un accouchement hémorragique) • **Hémochromatose**
	En rapport avec d'autres endocrinopathies	• **Hypothyroïdie** profonde (par hyperprolactinémie associée) • **Hypercortisolisme** (endogène ou iatrogène) • **Acromégalie** (tableau de SOPK)

Anovulations chroniques *Plus souvent spanioménorrhée qu'aménorrhée vraie*	**Syndrome des ovaires polykystiques (SOPK)**	• **Cause fréquente +++** (10 % des anovulations) ; physiopathologie complexe • *Critères de Rotterdam (2 sur 3 pour poser le diagnostic) :* – anovulation ou oligo-anovulation chronique (< 8 cycles/an) – **hyperandrogénie** clinique ou biologique – **ovaires dystrophiques à l'échographie** (> 10 ml avec plus de 12 petits follicules de 2 à 9 mm répartis en couronne, associés à une hypertrophie du stroma) (échographie typique : cf. icono) • **LH élevée** en base +++
	Hyperandrogénie organique ovarienne ou surrénalienne *Testostérone élevée +++ > 1,5 ng/mL*	• **Tumeur ovarienne** : IRM pelvienne, cathétérisme des veines ovariennes • **Hyperthécose ovarienne** (post-ménopausique) • **Tumeur surrénalienne** (corticosurrénalome +++ : CLU) • *Bloc incomplet en 21-hydroxylase* (dosage de la 17-hydroxyprogestérone)
Insuffisances ovariennes prématurées *Estradiol bas FSH, LH élevées*	**Dysgénésies gonadiques**	• **Syndrome de Turner +++** (caryotype 45X0 : petite taille, syndrome malformatif d'importance variable associant un thorax en bouclier, une implantation basse des oreilles et cheveux, un *Pterygium coli*, une coarctation de l'aorte, un rein en fer à cheval…) • *Autres dysgénésies gonadiques* (StAR, DAX1, SF1…)
	Séquelles iatrogènes	• **Chimiothérapie** (agents alkylants +++) • **Radiothérapie** abdomino-pelvienne ou corps total
	Ovarite auto-immune	• **Isolée ou associée** à une polyendocrinopathie de type 1 (syndrome APECED) ou de type 2 (hypothyroïdie, insuffisance surrénalienne +++)
	Causes rares	• Mutation d'enzymes de la stéroïdogenèse • Galactosémie congénitale • Mutation de FOXL2 (blépharophimosis) • Syndrome de MacCune-Albright

Anomalies utérines *Bilan hormonal normal le plus souvent*	**Causes primaires**	• Agénésie müllerienne (absence d'utérus + 2/3 supérieurs du vagin) • Cloison vaginale • Imperforation hyménéale • Fusion des lèvres
	Causes secondaires	• Adhérences utérines = synéchies (post-curetages répétés, IVG, chirurgie pour myomes ou césariennes ; post-infectieuses = tuberculose) • Sténose cervicale

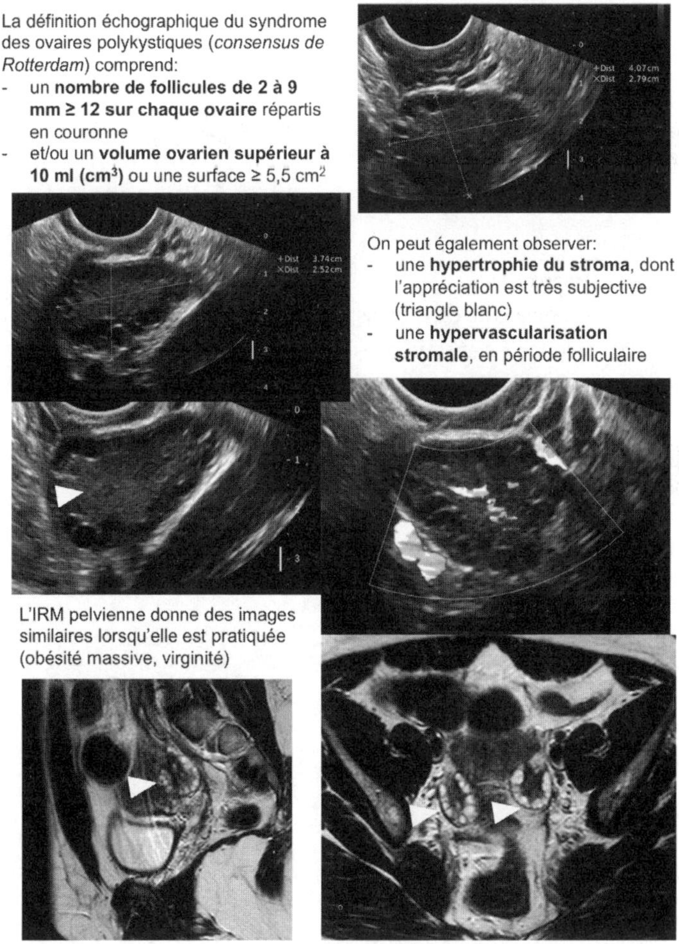

Échographie typique

ARBRE DÉCISIONNEL

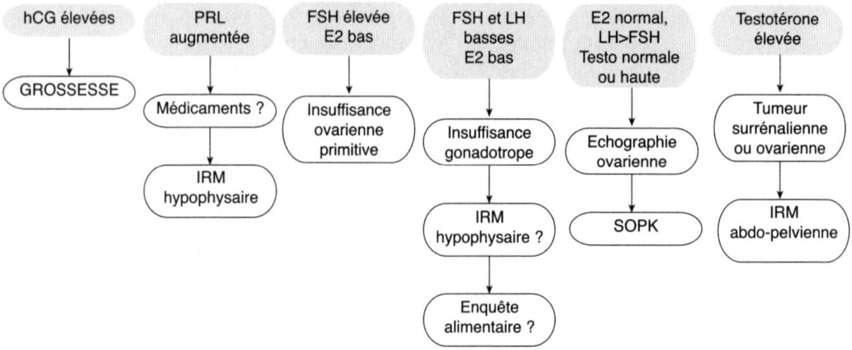

▶ **Liens transversaux**

Item n° 24 Anomalies du cycle menstruel. Métrorragies
Item n° 120 Ménopause et Andropause
Item n° 242 Adénome hypophysaire

Icono-clé

+ Stades de Tanner
+ Échographie typique d'un syndrome des ovaires polykystiques

QUESTIONS D'ENTRAÎNEMENT

1. QRU/ Une femme de 20 ans consulte pour aménorrhée depuis six mois. La ménarche a eu lieu vers 13 ans, avec des cycles toujours irréguliers. Vers l'âge de 16 ans, une contraception œstro-progestative a été prescrite. Cette contraception est arrêtée depuis six mois et la patiente n'a pas eu de règles depuis. Cliniquement, vous constatez un surpoids androïde, sans hirsutisme franc mais avec une hyperséborrhée. L'examen clinique gynécologique est normal (absence d'hyperclitoridie, présence de glaire cervicale). Quel diagnostic évoquez-vous par argument de fréquence ?
   A. Syndrome de Cushing
   B. Syndrome des ovaires polykystiques
   C. Bloc en 21 hydroxylase
   D. Corticosurrénalome
   E. Aménorrhée hypothalamique

2. QRM/ Une patiente de 20 ans vous est adressée par son médecin traitant en raison d'une absence de règles depuis plus de 6 mois.
   Elle est étudiante en pharmacie avec de très bons résultats scolaires. Elle est passionnée par le sport et allègue faire de la gymnastique et du footing au moins une fois par jour (45 à 60 minutes). Elle vous dit manger de façon très « saine », sans aucune matière grasse. Elle n'a pas de contraception orale car n'a pas de petit copain. Elle pèse actuellement 45 kg pour 1,60 m (poids il y a un an à 51 kg). Elle n'a pas de bouffées de chaleur.
   Quelles hypothèses diagnostiques pouvez-vous évoquer devant ce tableau clinique ?
   A. Syndrome des ovaires polykystiques
   B. Aménorrhée hypothalamique
   C. Anorexie mentale
   D. Insuffisance ovarienne primitive
   E. Ménopause précoce

3. QRU/ Chez une patiente se présentant avec une aménorrhée associée à une anosmie, quel diagnostic devez-vous évoquer ?
   A. Syndrome de Turner
   B. Syndrome de Klinefelter
   C. Polyendocrinopathie auto-immune
   D. Syndrome de Kallmann
   E. Craniopharyngiome

N° 47. Puberté normale et pathologique

- Expliquer les étapes du développement pubertaire normal, physique et psychologique.
- Dépister une avance ou un retard pubertaire.

▶ Statistiques ECN

Jamais posée

▶ En quelques mots clés

- Stades de Tanner
- Syndrome de Turner
- Syndrome de Klinefelter
- Hypogonadisme central
- Retard simple
- Tumeurs ovariennes
- Tumeurs surrénaliennes
- Syndrome de MacCune-Albright

Dix commandements

✓ Tu évalueras le développement pubertaire à partir des stades de Tanner

✓ Tu examineras les organes génitaux externes à la recherche de malformations éventuelles

✓ Tu évoqueras un retard pubertaire en l'absence de règles après l'âge de 15 ans ou de développement testiculaire après l'âge de 14 ans

✓ Tu évoqueras deux origines possibles au retard pubertaire : centrale (hypogonadisme congénital, acquis ou fonctionnel) et périphérique (dysgénésie gonadique)

✓ Tu évoqueras un retard pubertaire simple seulement après avoir éliminé toutes les autres étiologies de retard pubertaire

✓ Tu diagnostiqueras une puberté précoce en cas de signes avant 8 ans chez la fille, et 10 ans chez le garçon

✓ Tu élimineras une tumeur cérébrale (hamartome hypothalamique) en cas de puberté précoce centrale

✓ Tu évoqueras une tumeur ovarienne ou surrénalienne en cas de puberté précoce périphérique avec hyperandrogénie

✓ Tu penseras à dépister un bloc en 21 hydroxylase en cas de puberté précoce périphérique

✓ Tu évoqueras un syndrome de MacCune-Albright devant une puberté précoce périphérique associée à une dysplasie fibreuse des os et des tâches cutanées café au lait

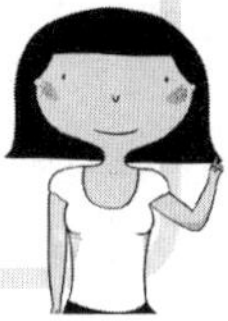

Après une puberté pathologique, c'est pas facile de reprendre du poil de la bête

La question

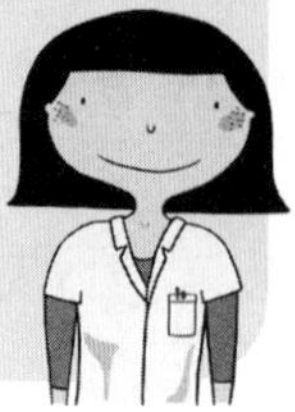

LA PUBERTÉ NORMALE

Étape de transition qui aboutit à la taille définitive (accélération de croissance de 8 cm/an chez la fille et 10 cm/an chez le garçon) et à l'acquisition de la fonction de reproduction, la puberté est initiée par la **reprise d'une sécrétion pulsatile de GnRH** permettant la réactivation de l'axe hypophysaire gonadotrope (en quiescence depuis le 6ᵉ mois de vie). On décrit l'avancée pubertaire selon les **stades de Tanner**, chaque item étant coté de 1 (absence de développement) à 5 (aspect adulte) :

- le *développement mammaire* **(S)** chez la fille
- le développement des *organes génitaux externes* **(G)** chez le garçon
- la *pilosité axillaire* **(A)** et *pubienne* **(P)** dans les deux sexes

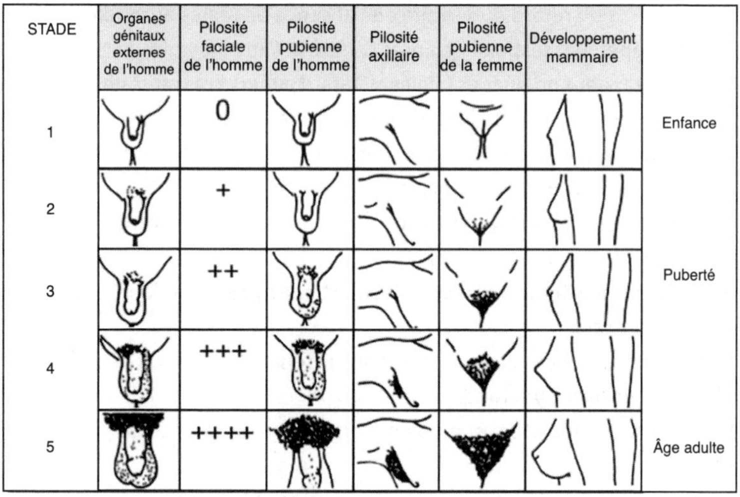

Stades de Tanner

Chez la fille

La première manifestation est le **développement du bourgeon mammaire (ou thélarche) vers l'âge de 10,5 ans** (physiologique entre 8 et 13 ans = ± 2 DS).
La pilosité pubienne débute quelques mois après.
Les **règles (ménarche) apparaissent en général 2 ans après la thélarche**, soit aux alentours de 12,5 ans (physiologique entre 10 et 15 ans).

Chez le garçon

Le premier signe est l'**augmentation du volume testiculaire vers l'âge de 11,5 ans** (physiologique entre 9 et 14 ans), déterminé par l'orchidomètre de Prader (Voir image ci-dessous).

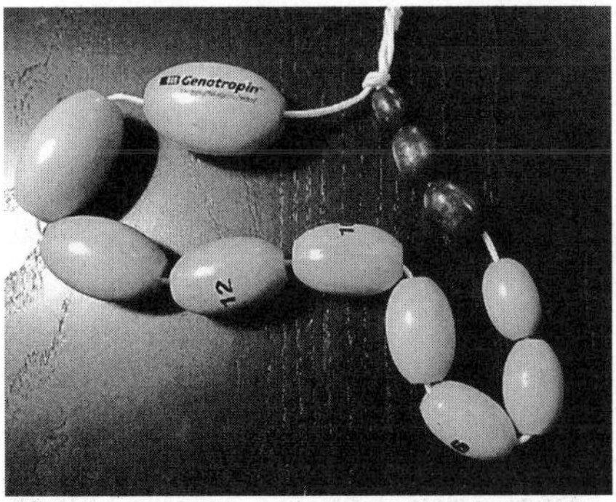

Orchidomètre de Prader

L'augmentation de taille de la verge débute vers 12,5 ans.
La pilosité pubienne apparaît en général 6 mois plus tard, celle de la face plus tardivement et celle corporelle est inconstante et variable.
30 à 70 % des garçons développent une gynécomastie bilatérale qui régressera en totalité dans la majorité des cas.

RETARD PUBERTAIRE

Définition

- absence de développement testiculaire **après 14 ans chez le garçon**
- absence de développement **mammaire après 13 ans chez la fille** ou absence de **règles après 15 ans** chez la fille

Examen clinique

- **Interrogatoire**
  - taille et âge de la puberté des **parents** et dans la fratrie
  - **déroulement de la grossesse** et de l'accouchement
  - analyse de la **courbe de croissance** staturo-pondérale
  - **maladies chroniques ?**
  - **traitements** au long cours ? (corticoïdes)
  - antécédent de chimiothérapie ou de radiothérapie ?
  - **syndrome polyuro-polydipsique** (diabète insipide)
  - syndrome tumoral hypophysaire

- **Examen physique**
  - poids, taille, IMC
  - morphotype spécifique ?
  - examen des **organes génitaux externes** (aspect, situation des testicules)
  - **développement pubertaire** (stades de Tanner)
  - recherche d'une **anosmie**

Bilan

- **FSH et LH**
- **testostérone/estradiol (basses)**
- **prolactine**
- **âge osseux**

Étiologies : 3 situations possibles

- **origine centrale : FSH et LH basses = hypogonadisme hypogonadotrope : faire IRM hypophysaire**
  - **congénital**
    - déficits gonadotropes isolés sans ou avec anosmie (syndrome de Kallman)
    - hypopituitarisme
    - syndromes polymalformatifs
    - syndrome de Prader-Willi
  - **acquis**
    - tumeurs supra-sellaires et sellaires (craniopharyngiome, prolactinome)
    - séquelles de radiothérapie encéphalique

- **fonctionnel**
  - malabsorption (maladie cœliaque, MICI...)
  - maladies chroniques (cardiaques, digestives, rénales, respiratoires, hématologiques, inflammatoires...)
  - anorexie mentale
  - sport intensif

- **origine périphérique : FSH et LH élevées = hypogonadisme hypergonadotrope : faire caryotype**
  - **congénital**
    - dysgénésies gonadiques : syndrome de **Turner** (45X0), syndrome de **Klinefelter** (47XXY), autres dysgénésies gonadiques pures (46XX ou 46XY)
    - atteintes gonadiques primitives : troubles de la stéroïdogenèse, galactosémie...
  - **acquis**
    - traumatisme gonadique
    - antécédent chirurgical (cure de hernie dans l'enfance, ectopie testiculaire, cryptorchidie, torsion de testicule, torsion d'annexe sur kyste ovarien)
    - castration
    - post-infectieux (séquelles d'oreillons)
    - ovarite auto-immune
    - séquelles de chimiothérapie et/ou de radiothérapie

- **retard pubertaire simple : fréquent chez le garçon +++ (60 à 80 % ; notion familiale, âge osseux retardé) mais diagnostic d'élimination !**

PUBERTÉ PRÉCOCE

Définition

- apparition de signes de puberté **avant 8 ans chez la fille** (développement mammaire et pilosité pubienne surtout)
- apparition de signes de puberté **avant 10 ans chez le garçon** (développement des OGE et de la pilosité avec accélération de la vitesse de croissance)

Bilan

- **FSH et LH + test au LHRH** (LH > FSH +++)
- **testostérone/estradiol (dosables)**
- **âge osseux** (avancé +++)
- **échographie pelvienne** (imprégnation estrogénique : utérus > 35 mm)

Étiologies = 2 situations possibles

- **origine centrale : 8 fois plus fréquente chez la fille, le plus souvent idiopathique (80-90 %) ; très souvent organique chez le garçon ; FSH et LH dosables, stimulables sous LHRH : faire IRM hypophysaire**
  - **causes tumorales**
    - gliome du chiasma
    - hamartome hypothalamique
    - astrocytome
    - kyste arachnoïdien
  - **causes non tumorales**
    - hydrocéphalie congénitale
    - séquelles d'irradiation cérébrale
    - post-infectieuse (méningite, encéphalite)
    - neurofibromatose de type 1 (= tâches café au lait)
    - sclérose tubéreuse de Bourneville
    - psychosociale : enfants adoptés
  - **idiopathique :** IRM normale, antécédents familiaux

- **origine périphérique : FSH et LH indosables, non stimulables sous LHRH : faire échographie pelvienne et surrénalienne**
  - **causes tumorales**
    - tumeurs de la granulosa
    - adénome leydigien
    - tumeurs à hCG du système nerveux (germinome, tératome, chorio-épithéliome), du foie (hépatoblastome) ou du médiastin (tératome)
    - tumeurs surrénaliennes (corticosurrénalome)
    - kyste folliculaire bénin
  - **causes non tumorales**
    - bloc en 21 hydroxylase
    - prises médicamenteuses occultes
    - testotoxicose (rare +++ par mutation activatrice du récepteur de la LH)

- syndrome de MacCune-Albright (puberté précoce d'origine ovarienne associée à des taches café au lait et à une dysplasie fibreuse des os par mutation post-zygotique de la sous-unité α de la protéine G responsable de son activation constitutive)

AVANCES PUBERTAIRES DISSOCIÉES

Il s'agit de l'apparition précoce et isolée d'un seul signe pubertaire sans modification de l'âge osseux.

- **Prémature thélarche (seins) :** classique entre 3 mois et 2 ans, de régression spontanée : *pas de bilan.*
- **Prémature ménarche :** saignement utérin mimant des petites règles : rechercher une *vulvite ou une vulvo-vaginite*, voire un *corps étranger* intravaginal.
- **Prémature pubarche** (pilosité pubienne) : rechercher une *tumeur androgéno-sécrétante* (ovaire/surrénale) et éliminer un *bloc en 21-hydroxylase.*

Liens transversaux

Item n° 40 Aménorrhée
Item n° 51 Retard de croissance staturo-pondérale
Item n° 242 Adénome hypophysaire
Item n° 244 Gynécomastie

Icono-clé

+ Stades de Tanner
+ Orchidomètre de Prader

QUESTIONS D'ENTRAÎNEMENT

4. QRM/Un jeune homme de 16 ans consulte devant l'absence de pilosité et l'absence d'augmentation du volume testiculaire. Après l'avoir examiné, vous évoquez un retard pubertaire. Le bilan biologique initial montre une FSH à 34 UI/L (N : 4 – 12) et une LH à 28 UI/L (N : 2 – 10). Quel(s) diagnostic(s) est(sont) compatible(s) avec ce tableau ?
   A. Syndrome de Prader-Willi
   B. Séquelles d'oreillons
   C. Craniopharyngiome
   D. Syndrome de Klinefelter
   E. Antécédent de cryptorchidie bilatérale opérée
   F. Séquelles de radiothérapie hypophysaire
   G. Retard pubertaire simple

5. QRM/Vous recevez à votre consultation une fillette de 8 ans en raison de l'apparition de règles il y a 3 semaines. Elle pèse 37 kg pour 140 cm. Le bilan biologique initial montre une FSH à 0,6 UI/L (N : 4 – 12) et une LH < 0,5 UI/L (N : 2 – 10). Quel(s) diagnostic(s) devez-vous évoquer dans ce contexte ?
   A. Gliome du chiasma
   B. Syndrome de MacCune-Albright
   C. Sclérose tubéreuse de Bourneville
   D. Tumeur de la granulosa
   E. Germinome hypothalamique

6. QRM/Concernant la puberté, quelles sont les propositions exactes parmi les suivantes ?
   A. La première manifestation chez la fille est la ménarche
   B. Elle débute vers 11,5 ans chez le garçon
   C. Elle se caractérise par une accélération de croissance de 8 cm par an chez la fille
   D. Elle est retardée si la ménarche survient après 13 ans chez la fille
   E. Elle est précoce si elle survient avant 10 ans chez le garçon

N° 51. Retard de croissance staturo-pondérale

- Diagnostiquer un retard de croissance staturo-pondérale.

▶ Statistiques ECN

2005 (Dossier 3)
2008 (Dossier 7)
2010 (Dossier 5)

▶ En quelques mots clés

- < - 2DS
- Taille cible
- Maladie cœliaque
- Syndrome de Turner
- Malabsorption
- Courbes de croissance

Dix commandements

✓ Tu dessineras les courbes de croissance de ton patient, en y incluant la vitesse de croissance
✓ Tu calculeras la taille cible de ton patient, en interrogeant les parents sur leurs antécédents
✓ Tu prescriras de manière systématique un bilan devant un retard de croissance
✓ Tu rechercheras une cause endocrinienne en cas de retard statural prédominant
✓ Tu rechercheras un déficit en hormone de croissance en cas de retard de croissance sévère (inférieur à - 3 DS)
✓ Tu rechercheras une cause digestive (malabsorption) en cas de retard pondéral prédominant
✓ Tu n'oublieras pas d'évoquer une maltraitrance ou une carence de soins
✓ Tu évoqueras un syndrome de Turner chez une fille impubère avec une petite taille
✓ Tu feras attention à la taille des patients traités par corticoïdes au long cours
✓ Tu ne poseras pas le diagnostic de petite taille constitutionnelle sans éliminer tous les autres diagnostics

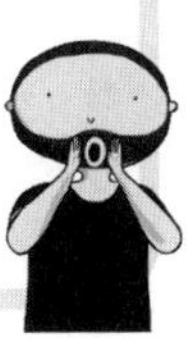

Faut pas oublier l'engrais, quand même !

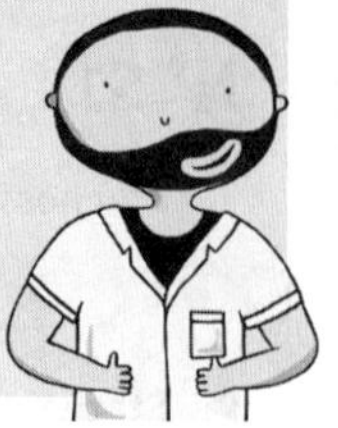

La question

DÉFINITION

Il correspond à **un poids et/ou une taille inférieurs à – 2 DS** (déviation standard) des courbes actualisées de Sempé, ce qui concerne statistiquement 2,5 % des enfants.

On distingue habituellement **4 phases de croissance**, ni indépendantes, ni clairement séparées, qui peuvent être spécifiquement concernées par une anomalie :

- **croissance fœtale, rapide** sous la dépendance des *apports nutritionnels placentaires*, de l'*insuline* et de l'IGF2
- **croissance du nourrisson (jusqu'à 4 ans), rapide** (24 cm la première année, puis 12 cm), sous la dépendance des apports nutritionnels et des *hormones thyroïdiennes*
- **croissance de l'enfance, linéaire,** qui décroit progressivement (de 7 cm/an à 4,5 cm/an), sous forte dépendance génétique, de *l'hormone de croissance et des hormones thyroïdiennes*
- **croissance pubertaire, rapide,** sous la dépendance des *stéroïdes sexuels*

DÉMARCHE DIAGNOSTIQUE

- **Définir la taille cible à partir de la formule de Tanner :**
  - (taille du père + taille de la mère en cm)/ 2 ± 6,5 cm
    (+ garçon ; - fille)

- **Examiner les courbes de croissance staturale et pondérale (= analyse auxologique) :**
  - retard initial ?
  - **cassure** ou infléchissement ?
  - **retard régulier ?**
  - évolution de la *vitesse de croissance ?*

Retard pondéral initial : cause digestive ou inflammatoire +++
Retard statural initial : cause endocrinienne +++
Retard mixte régulier : RCIU ou petite taille constitutionnelle

- **Interrogatoire**
  - **déroulement de la grossesse**
  - taille et poids à terme ; existence d'un RCIU ?
  - développement neuro-cognitif
  - **maladies chroniques ?**
  - **traitement en cours**
  - **enquête nutritionnelle**
  - ATCD familiaux significatifs (âge pubertaire ? pathologies ?)

- **Examen clinique : complet +++**
  - **poids, taille,** IMC
  - **morphotype** spécifique ? (syndrome malformatif…)
  - **développement pubertaire** (stades de Tanner)
  - recherche de **signes de carence** (troubles des phanères, œdèmes…)
  - recherche de **signes de maltraitance**
  - recherche de signes d'endocrinopathie (hypothyroïdie, hypercortisolisme, hypopituitarisme, diabète)
  - analyse du contexte psycho-affectif

BILAN SYSTÉMATIQUE MINIMAL

- **NFS, VS, CRP**
- **Créatinine + clairance**, ionogramme sanguin, bandelette urinaire
- **Glycémie à jeun**
- **T4 libre, TSH**
- **IGF1** ± tests de stimulation de la GH
- **Anticorps anti-transglutaminase**
- **Test de la sueur**
- **Caryotype**
- **Âge osseux**

ÉTIOLOGIES

Étiologies		Diagnostic	Explorations
Causes acquises	**Digestives**	• **Maladie coeliaque** • **Malabsorption** • **Maladie de Crohn**/MICI • **Mucoviscidose** (par insuffisance pancréatique exocrine) • **Allergie aux protéines de lait de vache** (IPLV)	• **IgA anti-transglutaminase, Biopsie duodénale** • **Recherche de stéatorrhée** • **Carences associées (vitamine D, fer)** Coloscopie + biopsies • **Test de la sueur** • Efficacité de l'éviction
	Pathologies inflammatoires chroniques	• Arthrite juvénile • Infection chronique	• **VS, CRP**
	Hématologiques	• **Anémie** chronique (thalassémie)	• **NFS**
	Rénales	• **Insuffisance rénale chronique** • Tubulopathie • **Syndrome néphrotique**	• **Créatinine + clairance** • **Ionogramme sanguin** • **Bandelette urinaire**, protéinurie
	Endocriniennes	• **Hypothyroïdie** • **Hypercortisolisme** (iatrogène +++) • **Hypopituitarisme** • Déficit en GH • **Retard simple de croissance** • **Retard pubertaire simple**	• **TSH, T4** • Contexte CLU des 24 heures • IRM hypophysaire (craniopharyngiome +++) • **IGF1** Tests de stimulation de la GH (hypoglycémie insulinique, glucagon-propranolol, ornithine) • **Âge osseux**, ATCD familiaux

	Métaboliques	• **Diabète** • **Rachitisme** • Pathologies mitochondriales	• **Glycémie à jeun**, HbA1c • Calcémie, phosphatémie, vitamine D • Lactate, pyruvate, dépistage génétique
	Carences	• **Anorexie mentale** • Nanisme psychosocial • **Maltraitance**	• Profil psychiatrique • Contexte • Contexte
Causes constitutionnelles	**Anomalies cytogénétiques**	• **Trisomie 21** • **Syndrome de Turner**	• Syndrome malformatif • **Caryotype**
	Maladies osseuses	• **Achondroplasie** • Dyschondrostéose	• Nanisme dysharmonieux caractéristique • Recherche de mutation de SHOX
	Autres	• Pseudohypoparathyroïdie • Syndrome de Silver-Russel • Syndrome de Noonan	• Calcifications sous-cutanées avec syndrome dysmorphique Résistance à la TSH et à la PTH par mutation de GNAS • Dysmorphie + asymétrie corporelle • Dysmorphie, malformations cardiaques

Un diagnostic d'exclusion : la petite taille constitutionnelle !

- enfant en bonne santé générale
- exclusion de toutes les autres causes (notamment génétiques et organiques)
- âge osseux dans la normalité pour l'âge
- absence de déficit en hormone de croissance
- absence de retard pubertaire associé

▶ **Liens transversaux**

Item n° 47 Puberté normale et pathologique

Icono-clé

+ Stades de Tanner

QUESTIONS D'ENTRAÎNEMENT

7. QRU/Une patiente de 16 ans consulte pour retard de croissance. Elle mesure en effet 137 cm (taille de la mère = 159 cm, taille du père = 183 cm). Suite à votre évaluation clinique et biologique, vous avez demandé un caryotype sanguin représenté ci-dessous. Quel est votre diagnostic ?

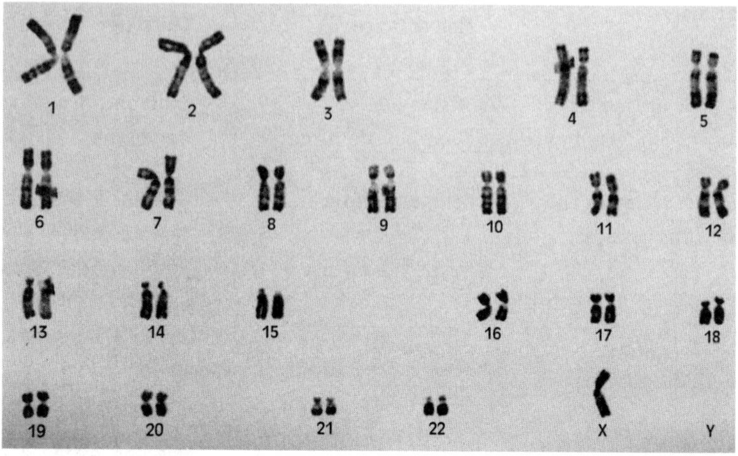

   A. Syndrome de Down
   B. Syndrome de Kallmann
   C. Syndrome de Klinefelter
   D. Syndrome de Turner
   E. Syndrome de Marfan

8. QRM/Le jeune Luca, 8 ans et demi, présente un retard de croissance évalué à -3DS. Vous suspectez un déficit en hormone de croissance. Quel(s) dosage(s) biologique(s) parmi les suivants prescrivez-vous pour confirmer votre diagnostic ?
   A. Dosage de GHRH
   B. Hypoglycémie insulinique
   C. Dosage de GH au cours d'une hyperglycémie provoquée par voie orale
   D. Dosage d'IGF-1
   E. Test au glucagon-bétaxolol
   F. Test à l'ornithine
   G. Test à la GHRH-arginine

N° 120. Ménopause et andropause

- Diagnostiquer la ménopause et ses conséquences pathologiques.
- Argumenter l'attitude thérapeutique et planifier le suivi d'une femme ménopausée (voir item 326).
- Diagnostiquer une andropause pathologique.

▶ **Statistiques ECN**

2004 (Dossier 3)
2006 (Dossier 6)
2013 (Dossier 9)

▶ **En quelques mots clés**

- Aménorrhée
- Risque cardiovasculaire
- Ostéoporose
- Syndrome climatérique
- Traitement limité
- Cancer du sein

Dix commandements

✓ Tu poseras le diagnostic de ménopause sans examen complémentaire le plus souvent
✓ Tu dépisteras les complications de la ménopause (ostéoporose, risque cardiovasculaire)
✓ Tu dépisteras les contre-indications au traitement hormonal substitutif (cancer du sein et de l'endomètre, antécédents thrombo-emboliques artériels et veineux)
✓ Tu informeras la patiente des risques du traitement (cancer du sein +++)
✓ Tu évalueras le rapport bénéfice/risque du traitement avant de le débuter et chaque année avant de le renouveler
✓ Tu prescriras de manière limitée le traitement hormonal substitutif
✓ Tu ne prescriras pas plus de 5 ans le traitement hormonal substitutif
✓ Tu prescriras ton traitement à la dose minimale efficace
✓ Tu surveilleras ton traitement de manière rigoureuse, tous les ans
✓ Tu élimineras une cause secondaire à toute andropause (hypogonadisme central, tumeurs hypophysaires)

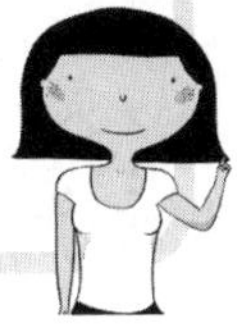

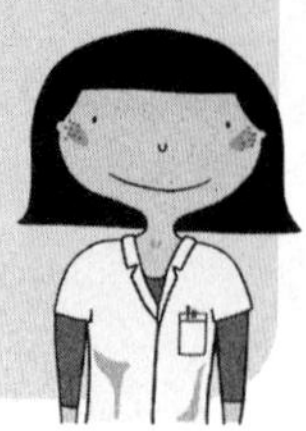

La question

DÉFINITION

La ménopause est un *phénomène physiologique* qui correspond à une **aménorrhée depuis au moins un an, associée à un syndrome climatérique** (= bouffées vasomotrices) traduisant la *carence estrogénique* par épuisement du capital folliculaire ovarien.
Elle survient **en moyenne vers 50 ans**, après une phase dite de « pré-ménopause », caractérisée par une irrégularité des cycles menstruels.
Elle est pathologique si elle survient avant 40 ans (on parle alors d'*insuffisance ovarienne prématurée*).

DIAGNOSTIC

- Il est **CLINIQUE +++**
- **Un bilan doit être réalisé avant l'âge de 45 ans pour ne pas méconnaître une cause secondaire** (ou chez la femme hystérectomisée) :
  - dosage de l'*estradiol (E2) diminué* et de la *FSH élevée*
  - *test aux progestatifs négatif* (= absence de règles après un traitement 10 jours par mois pendant 3 mois)

CONSÉQUENCES PATHOLOGIQUES

À court terme	À moyen et long terme
Syndrome climatérique : • Bouffées de chaleur • Crises sudorales (nocturnes +++) • Troubles du sommeil • Troubles de l'humeur • Irritabilité • Dépression • Atrophie vulvo-vaginale	• **Accélération de la perte osseuse** (4 % par an ; os trabéculaire = rachis et poignets +++) • Ostéopénie • **Ostéoporose** • **Fractures** • **Augmentation du risque cardiovasculaire**

À court terme	À moyen et long terme
• Dyspareunie • Troubles fonctionnels urinaires • Altérations cutanées (perte d'élasticité, amincissement cutané)	

PRISE EN CHARGE THÉRAPEUTIQUE

- **Principe**
  Estrogènes + Progestatifs pendant une *durée limitée* (**5 ans maxi**, avec réévaluation annuelle du rapport bénéfice/risque).

- **Bénéfices et Risques du traitement**

Bénéfices	Risques
Diminution du syndrome climatérique +++ : • Protection contre l'ostéoporose • Amélioration de la trophicité cutanéo-muqueuse • Diminution de l'incidence du cancer du colon	• **Cancer du sein +++** (+ 20 à 30 % après 10 ans d'utilisation) • Accidents veineux thrombo-emboliques (RR x 2, sur-risque diminué si utilisation percutanée) • Accident vasculaire cérébral (+ 30 %) • Lithiases biliaires (+ 50 %)

- **Contre-indications**
  - **Absolues**
    - **cancer du sein**
    - **cancer de l'endomètre**
    - hémorragie génitale sans diagnostic établi
    - **ATCD thrombo-emboliques artériels** (AVC, coronaropathie, cardiopathie emboligène)
    - **ATCD thrombo-emboliques veineux** (ATCD de phlébite, d'embolie pulmonaire, de thrombophilie connue)
    - **affections hépatiques aiguës et chroniques**
  - **Relatives**
    - HTA
    - diabète

   - tabagisme
   - obésité
   - dyslipidémie

- **Indications**

  Elles sont limitées +++, après évaluation du rapport bénéfice/risque et information de la patiente :
  - **troubles climatériques gênants**
  - **si risque élevé d'ostéoporose en cas de contre-indication aux autres traitements anti-ostéoporotiques**

- **Modalités**

  Traitement à la dose minimale efficace

  Préférer des estrogènes naturels (17béta-estradiol) **par voie percutanée** (patch, gel) pour éviter l'effet de premier passage hépatique (et donc diminuer les effets secondaires métaboliques), **associés (sauf en cas d'hystérectomie) à de la progestérone naturelle ou assimilée** par voie orale.

  Traitement de manière séquentielle (E de J1 à J25 et P de J14 à J25) **ou discontinue** (E + P de J1 à J25) **avec règles, ou traitement continu** (= schéma sans règles).

  Autres traitements :
  - **modulateurs sélectifs du récepteur des estrogènes** (SERM ; raloxifène qui n'a pas d'effet sur le syndrome climatérique mais effet anti-estrogène au niveau de l'endomètre et du sein)
  - **tibolone** (progestatif norstéroïde à activité estrogénique et androgénique)
  - **estrogènes en topiques vaginaux** (crèmes, ovules pour préserver la trophicité du tractus urogénital)

  De manière associée, toujours :
  - **dépister et prendre en charge les FDR cardiovasculaires +++** (sevrage tabagique !)
  - **promouvoir l'exercice physique**
  - **conseiller une alimentation équilibrée riche en calcium et vitamine D**

- **Bilan préthérapeutique**
  - interrogatoire à la **recherche de contre-indications**
  - examen physique : **poids**, taille, **tension artérielle**
  - **examen gynécologique** + palpation des seins + frottis cervico-vaginal
  - **bilan métabolique :** glycémie à jeun, cholestérol total, triglycérides

SURVEILLANCE

- **À court terme : rechercher les signes de :**
  - **surdosage en estrogènes :** tension mammaire (mastodynies), prise de poids, gonflement abdominal, nervosité, irritabilité
  - **sous-dosage en estrogènes :** persistance ou réapparition des bouffées de chaleur et du syndrome climatérique

- **À moyen terme**
  - **examen clinique tous les 6 à 12 mois**
  - **mammographie et frottis cervico-vaginal tous les 2 ans**
  - échographie pelvienne +/- hystéroscopie si saignement anormal

ANDROPAUSE

Elle est également appelée déficit androgénique lié à l'âge (DALA), et correspond à une diminution de production d'androgènes par les cellules de Leydig. Contrairement à la ménopause, elle est très inconstante +++.

- **Signes cliniques**
  - **asthénie** physique et psychique
  - **baisse de la libido**
  - **dysfonction érectile**
  - stigmates d'**hypoandrisme** : diminution de pilosité (dépilation, diminution de fréquence des rasages), gynécomastie, amincissement du tissu cutané…
  - **diminution de la masse et de la force musculaires**, surpoids androïde
  - diminution de la masse osseuse avec possible ostéopénie/ostéoporose

- **Signes biologiques**
  - **testostérone totale basse** < 2 ng/mL (7 nmol/L)
  - **LH élevée**

- **Diagnostic différentiel : hypogonadisme hypogonadotrope** (à LH normale ou basse), le plus souvent secondaire (éliminer une tumeur hypophysaire +++)

▶ **Liens transversaux**

Item n° 40 Aménorrhée
Item n° 242 Adénome hypophysaire
Item n° 244 Gynécomastie

Liens bibliographiques, pour aller plus loin

- Recommandations HAS 2004 : Les traitements hormonaux substitutifs (THS) de la ménopause
http://www.has-sante.fr/portail/upload/docs/application/pdf/ths_rapport_final_corrige_mtev_-_orientations_generales_2006_10_25__15_41_5_415.pdf

QUESTIONS D'ENTRAÎNEMENT

9. QRM/Une patiente de 53 ans vous consulte en raison de bouffées de chaleur invalidantes depuis environ 6 mois, associées à une aménorrhée secondaire depuis 14 mois. Elle a pour antécédent une hypertension artérielle traitée, et bien équilibrée, par valsartan (160 mg/jour). Quel(s) examen(s) complémentaire(s) prescrivez-vous pour confirmer le diagnostic de ménopause ?
   A. Dosage de la FSH
   B. Dosage de la LH
   C. Dosage d'estradiol
   D. Dosage de la TSH
   E. Dosage des dérivés méthoxylés
   F. Dosage de la calcitonine
   G. Aucun

10. QRM/Une patiente de 50 ans consulte pour des bouffées de chaleur principalement nocturnes et une aménorrhée secondaire évoluant depuis trois mois, faisant suite à une longue période de spanioménorrhée. Vous évoquez le diagnostic de ménopause. Quelles sont les complications possibles à court et à long terme de ce diagnostic ?
    A. Sécheresse cutanéo-muqueuse
    B. Ostéoporose
    C. Cancer ovarien
    D. Troubles fonctionnels urinaires
    E. Augmentation du risque cardio-vasculaire
    F. Hypothyroïdie
    G. Hypercholestérolémie
    H. Bouffées de chaleur

11. QRM/Monsieur M., 58 ans, vous consulte en raison de dysérections récentes. Ce patient est en surpoids (88 kg pour une taille de 175 cm) et est suivi régulièrement en raison d'un antécédent de mélanome au niveau de l'épaule gauche, considéré comme guéri. L'examen des organes génitaux ne montre aucune anomalie ; le toucher rectal est non douloureux et objective une prostate de taille légèrement augmentée, souple, sans nodule décelable. Les pouls périphériques sont perçus. Avant d'envisager un traitement, quel(s) examen(s) biologique(s) prescrivez-vous à ce patient ?
    A. Numération formule sanguine
    B. Ionogramme sanguin
    C. Créatinine + clairance
    D. ASAT, ALAT
    E. GammaGT, Phosphatases Alcalines
    F. C-Réactive Protéine
    G. Glycémie veineuse à jeun
    H. Exploration d'une Anomalie Lipidique
    I. Testostérone
    J. Testostérone biodisponible
    K. Estradiol
    L. LH
    M. Prolactine
    N. PSA

N° 215. Pathologie du fer chez l'adulte et l'enfant

- Diagnostiquer une carence ou une surcharge en fer.
- Argumenter l'attitude thérapeutique et planifier le suivi du patient.

NB : Seule l'hémochromatose sera traitée ici. Pour les autres pathologies abordées dans cet item, se référer aux cours des spécialités concernées.

▶ Statistiques ECN

Jamais posée (hémochromatose)

▶ En quelques mots clés

- Hémochromatose
- Anémie
- Bilan martial
- Fer sérique
- Ferritine
- Coefficient de saturation de la transferrine
- Saignées

Dix commandements

- ✓ Tu évoqueras l'hémochromatose devant l'association de symptômes non spécifiques comme le diabète ou les arthropathies
- ✓ Tu prescriras un dosage de CST qui est le marqueur le plus sensible de dépistage de l'hémochromatose
- ✓ Tu élimineras toujours les autres étiologies de surcharge martiale
- ✓ Tu affirmeras ton diagnostic avec certitude grâce à la recherche d'une mutation génétique
- ✓ Tu dépisteras le reste de la famille pour les prendre en charge précocement
- ✓ Tu dépisteras les atteintes d'organe spécifiques (diabète, hypogonadisme…) qui évoluent le plus souvent pour leur propre compte et nécessitent une prise en charge spécifique
- ✓ Tu limiteras la ponction-biopsie hépatique aux cas les plus sévères
- ✓ Tu baseras ta prise en charge spécifique sur les saignées
- ✓ Tu fixeras ton objectif de traitement sur le dosage de ferritine
- ✓ Tu surveilleras régulièrement l'hémoglobine des patients à qui tu réalises des saignées

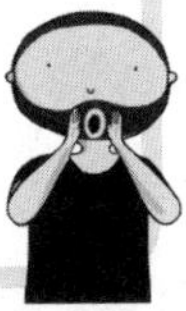

À l'époque de Molière, les patients atteints d'hémochromatose étaient les seuls qui allaient bien.

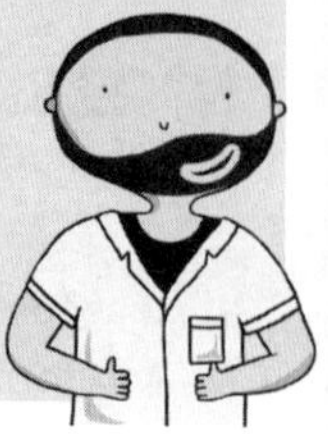

La question

PHYSIOLOGIE DU FER

- Valeurs normales :
  - Fer sérique = 12-24 µmol/l
  - Transferrine = 2.5-3,5 g/l
  - Coefficient de saturation de la transferrine = 30-40 %
  - Ferritine = 20-200 µg/l chez les femmes, 30-300 µg/l chez les hommes
- 60 % du stock de fer de l'organisme se trouvent dans l'hémoglobine.
- Les deux principaux sites de stockage du fer sont le foie et les macrophages.
- **Ferritine** = protéine majoritairement localisée dans le cytoplasme des hépatocytes : **stockage**
- **Transferrine** = **transport** (l'épuisement des réserves en fer entraine une augmentation de la fabrication de transferrine par le foie)
- Augmentation de la ferritine = surcharge viscérale
- Augmentation du coefficient de saturation de la transferrine = surcharge sanguine

DÉFINITION DE L'HÉMOCHROMATOSE

- Maladie génétique entrainant une anomalie du métabolisme du fer : **surcharge martiale tissulaire**
- Prévalence = 3 à 5/1 000 personnes
- Transmission *autosomique récessive avec pénétrance incomplète*
- Mutation **la plus fréquente : C282Y** à l'état homozygote du gène HFE localisé sur le chromosome 6
- Deuxième mutation à connaître : H63D sur le même gène (hétérozygote composite C282Y/H63D)

PHYSIOPATHOLOGIE

- Mutation du gène HFE => hyperabsorption duodénale du fer + libération excessive de fer macrophagique => surcharge martiale
- **5 stades évolutifs :**

Stade 0	Pas de symptôme - CST < 45 % - Ferritinémie normale	Absence totale d'expression phénotypique
Stade 1	Pas de symptôme - CST > 45 % - Ferritinémie normale	Phase pré-clinique
Stade 2	Pas de symptôme - CST > 45 % - Hyperferritinémie	
Stade 3	Symptômes : asthénie, impuissance, signes ostéo-articulaires, diabète, mélanodermie, troubles du rythme, hépatopathie non cirrhotique - CST > 45 % - Hyperferritinémie	Pronostic **fonctionnel** engagé
Stade 4	Symptômes : cirrhose, CHC, diabète insulino-requérant, insuffisance cardiaque - CST > 45 % - Hyperferritinémie	Pronostic **vital** engagé

SIGNES D'APPEL

- **Terrain**
  - Homme, 30-50 ans, origine bretonne
    Les femmes sont « protégées » d'une expression clinique de la maladie par les menstruations jusqu'à la ménopause.

- **Forme mineure**
  - Asthénie
  - **Pseudo-mélanodermie** (zones découvertes, parties génitales, muqueuse buccale)
  - Déminéralisation osseuse
  - Arthropathie sous-chondrale (articulations métacarpophalangiennes = signe de la poignée de main douloureuse)
  - Chondrocalcinose (genou, poignet, symphyse pubienne)

- **Forme majeure**
  - **Atteinte hépatique :** hépatomégalie dure puis cirrhose et CHC
  - **Atteinte pancréatique** (25 % des hémochromatoses) : diabète par insulinopénie, rapidement insulinoréquérant, et qui évolue pour son propre compte (pas d'effet des saignées)
  - **Hypogonadisme hypogonadotrope :** impuissance et atrophie testiculaire chez l'homme, aménorrhée et infertilité chez la femme
  - **Atteinte cardiaque :** anomalies ECG, troubles du rythme (ACFA ++) et de la conduction, insuffisance cardiaque (cardiomyopathie dilatée), mort subite

- **Anomalies biologiques**
  - fer sérique et ferritine > normales, anomalies du bilan hépatique : cytolyse minime à modérée avec ALAT>ASAT

DIAGNOSTIC POSITIF

- Dépistage : **CST > 45 %**
- Confirmation/Diagnostic de certitude de l'hémochromatose génétique : recherche de la mutation C282Y ou H63D du gène HFE à l'état homozygote ou hétérozygote composite : test génétique sur prélèvement sanguin après information et *recueil du consentement écrit* du patient

DIAGNOSTIC DE GRAVITÉ

Il repose sur le bilan d'extension à la recherche de complications de l'hémochromatose.

Quantification de la surcharge martiale
• Examen clinique
• Dosage de la ferritinémie
• IRM hépatique : la concentration hépatique en fer est parfaitement appréciée par le degré d'hyposignal hépatique

Retentissement viscéral et métabolique (si la ferritinémie est élevée)
• Interrogatoire et examen clinique
• Atteinte pancréatique : glycémie à jeun
• Atteinte hépatique : bilan hépatique complet, échographie abdominale +/- ponction biopsie hépatique (PBH)
• Atteinte cardiaque : ECG, échocardiographie
• Atteinte gonadique : testostéronémie (chez l'homme)
• Atteinte osseuse : ostéodensitométrie

- **Indications de PBH**
  - Ferritinémie > 1 000 µg/l
  - ASAT élevées
  - Hépatomégalie clinique

  But = évaluation de la fibrose hépatique (à la recherche d'une cirrhose) et recherche de lésions associées (hépatite virale, OH chronique, syndrome métabolique…)
  Lésions = dépôts de fer intra-hépatocytaires et sidéronécrose périportale

- **IRM**
  - Diagnostic de CHC (contraste spontané par rapport au reste du parenchyme hépatique)
  - Si hyposignal pancréatique et/ou myocardique associé : en faveur du diagnostic (atteinte parenchymateuse)
  - Si hyposignal splénique associé : en faveur d'une atteinte mésenchymateuse (surcharge en fer d'origine secondaire)

TRAITEMENT

- **Abstention thérapeutique** dans les stades 0 et 1
- **Bilan pré-thérapeutique :** ferritinémie, NFS (Hémoglobine ++)
- **Traitement déplétif par saignées** en cas d'hyperferritinémie (> 200 µg/l chez la femme et 300 µg/l chez l'homme)
  - Phase d'induction : saignées hebdomadaires (adaptées à la ferritinémie et à la tolérance) pour éliminer l'excès de fer : **objectif = ferritinémie < 50 µg/l**
  - Phase d'entretien : saignées tous les 2 à 4 mois pour maintenir la ferritinémie < 50 µg/l

Contre-indications: anémie centrale non carentielle, thalassémie majeure, cardiopathie sévère ou décompensée non hémochromatosique, grossesse => traitement chélateur du fer en cas de contre-indication aux saignées

Bénéfices des saignées: amélioration de l'asthénie, disparition de la mélanodermie, normalisation du bilan hépatique, résolution de l'hépatomégalie. En revanche, la cirrhose, le diabète, la cardiomyopathie, l'hypogonadisme et les arthralgies ne sont peu ou pas réversibles

- **Mesures associées:** arrêt de l'alcool, vaccination VHB, traitement des cofacteurs hépatotoxiques, pas de régime pauvre en fer, contre-indiquer la vitamine C et les traitements contenant du fer
- **Traitement spécifique des atteintes d'organes:**
  - Diabète: souvent rapidement insulino-réquérant. *Attention, l'HbA1c n'est pas interprétable en cas de saignées fréquentes*
  - Hypogonadisme: hormonothérapie par testostérone
- **Prise en charge multidisciplinaire coordonnée**
- **Prise en charge à 100 % (ALD n° 17)**

SURVEILLANCE

- *Stade 0:* Interrogatoire, examen clinique et bilan martial tous les 3 ans
- *Stade 1:* Interrogatoire, examen clinique et bilan martial tous les ans
- *Stade 2:* Interrogatoire et examen clinique à chaque saignée - Contrôle de l'hémoglobine une semaine avant chaque saignée - En phase d'induction: contrôle mensuel de la ferritinémie - En phase d'entretien: contrôle de la ferritinémie toutes les deux saignées.

Suspendre les saignées en cas d'Hb < 11 g/dl

- *Stade 3 et 4:* Idem stade 2 + suivi des complications: bilan hépatique et glycémie à jeun tous les 6 mois, dépistage du CHC en cas de cirrhose

DÉPISTAGE FAMILIAL

- *Parents*: enquête phénotypique (examen clinique + bilan martial)
- *Fratrie et descendance*: enquête phénotypique et génotypique (chez les adultes)
- *Conjoint:* enquête phénotypique et génotypique

DIAGNOSTICS DIFFÉRENTIELS : SURCHARGES EN FER NON LIÉES À UNE HÉMOCHROMATOSE GÉNÉTIQUE

- *Fausse surcharge en fer:* ferritinémie élevée sans augmentation du stock de fer
    - État de lyse cellulaire : cytolyse hépatique, hémolyse, rhabdomyolyse
    - Augmentation de la synthèse de ferritine : syndrome inflammatoire, alcoolisme chronique
- *Hyperferritinémie avec CST < 45 %*
    - Hépatopathie chronique, le plus souvent l'hépatosidérose dysmétabolique
- *Hyperferritinémie avec CST > 45 %*
    - Cirrhose
    - Dysérythropoïèse
    - Transfusions massives
    - Hépatopathie chronique

Liens transversaux

Item n° 245	Diabète sucré
Item n° 273	Hépatomégalie
Item n° 276	Cirrhose

Liens bibliographiques, pour aller plus loin

- Consensus HAS juillet 2005 : Prise en charge de l'hémochromatose liée au gène HFE (hémochromatose de type 1)
  http://www.has-sante.fr/portail/upload/docs/application/pdf/fiche_de_synth_350se_hfe-1_finale.pdf

QUESTIONS D'ENTRAÎNEMENT

Monsieur V., 53 ans, se présente à votre consultation de médecine générale pour un check-up de la cinquantaine passée... Ce patient est directeur régional dans l'industrie pharmaceutique et n'a jamais pris le temps de s'occuper véritablement de sa santé. Il vient récemment de refaire sa vie avec une jeune déléguée médicale et souhaite se reprendre en mains...

Dans les antécédents de Monsieur V., vous retenez une hypertension artérielle traitée depuis 10 ans par bisoprolol 10 mg/j (Détensiel®), une appendicectomie opérée dans l'enfance, une cholécystectomie par voie laparoscopique il y a 12 ans ainsi qu'un tabagisme depuis l'âge de vingt ans (consommation moyenne d'un paquet par jour). Son père est décédé à l'âge de 68 ans d'un infarctus du myocarde massif et sa mère, toujours en vie à 75 ans, est hypercholestérolémique traitée et diabétique de type 2 sous insulinothérapie exclusive en raison d'une insuffisance rénale chronique.

Monsieur V. se plaint d'arthralgies diffuses, sans horaire particulier depuis environ dix-huit mois, ainsi que de dysérections très récentes. Il met cela sur le compte de la fatigue liée à la reprise d'activité physique et du stress professionnel. Il va d'ailleurs prendre quinze jours de vacances dans sa région natale, la Bretagne (son père étant originaire du Finistère et sa mère du Morbihan).

À l'examen clinique, le poids est de 98 kg pour une taille de 175 cm. Le tour de taille est de 111 cm ; la tension artérielle à 147/78 mmHg. Il existe une discrète hépatomégalie. Monsieur V. vous communique le bilan biologique suivant : glycémie à jeun 13.4 mmol/L ; créatinine 67 µmol/L ; K^+ 4,1 mmol/L ; cholestérol total 2,78 g/L, triglycérides 2,75 g/L et HDL-cholestérol 0,28 g/L.

12. QROC/Quel diagnostic évoquez-vous ?

13. QRM/Le diagnostic d'hémochromatose primitive est confirmé par la détection d'une mutation du gène HFE de type C282Y à l'état homozygote chez Monsieur V. Parmi les examens suivants, le(s)quel(s) prescrivez-vous pour bilanter cette pathologie ?
    - A. Electrocardiogramme douze dérivations
    - B. Échographie abdominale et hépatique
    - C. Échographie thyroïdienne
    - D. Échographie cardiaque
    - E. Scanner thoracique
    - F. IRM hépatique
    - G. IRM hypophysaire
    - H. Ostéodensitométrie

14. QROC/Monsieur V. vous demande en quoi consiste le traitement de cette pathologie. Que lui répondez-vous ?

15. QRU/Monsieur V. a deux garçons nés d'une précédente union, sans consanguinité. Sachant que la fréquence de la mutation C282Y du gène HFE à l'état hétérozygote dans la population est de 1/10, quel est le risque pour chacun des enfants d'être également homozygote pour la même mutation que leur père ?
    A. 1/2
    B. 1/4
    C. 1/10
    D. 1/20
    E. 1/40

N° 219. Facteurs de risque cardio-vasculaire et prévention

- Expliquer les facteurs de risque cardio-vasculaire, leur impact pathologique et la notion de stratification du risque (coronarien par exemple).
- Expliquer les modalités de la prévention primaire et secondaire des facteurs de risque cardio-vasculaire et les stratégies individuelles et collectives.

▶ Statistiques ECN

2004 (Dossier 2)
2005 (Dossier 5)
2006 (Dossier 5)
2010 (Dossier 9)
2011 (Dossier 3)

▶ En quelques mots clés

- Syndrome métabolique
- Risque relatif et absolu
- Facteurs modifiables ou non
- Risque global à 10 ans
- Mesures diététiques
- Prise en charge globale

Dix commandements

- ✓ Tu évalueras le risque global de ton patient à 10 ans en tenant compte de tous ses facteurs de risque cardiovasculaires
- ✓ Tu n'oublieras pas d'évaluer la fonction rénale de ton patient, pour ne pas méconnaître une situation à haut risque
- ✓ Tu t'évertueras à limiter les facteurs de risque modifiables en prévention primaire
- ✓ Tu donneras des conseils diététiques en première intention
- ✓ Tu conseilleras une activité physique régulière
- ✓ Tu n'oublieras point le sevrage tabagique total et définitif
- ✓ Tu retiendras la cible de 140/90 mmHg pour le traitement de l'hypertension artérielle
- ✓ Tu recommanderas de manger ni trop gras, ni trop sucré, ni trop salé
- ✓ Tu ne prescriras point d'anti-agrégants plaquettaires en prévention primaire
- ✓ Tu réévalueras la situation clinique très régulièrement pour ne pas méconnaître une atteinte athéromateuse silencieuse

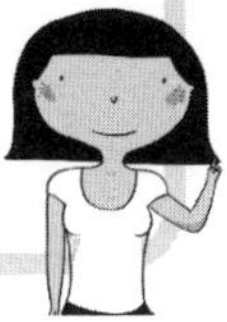

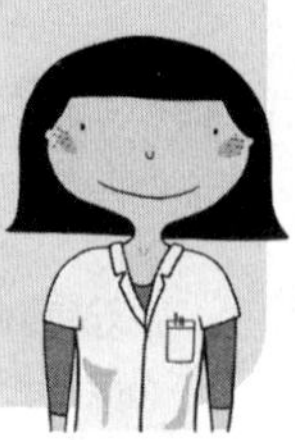

La question

DÉFINITION

Un **facteur de risque** (FDR) est un état physiologique ou pathologique, ou une habitude de vie associé(e) à une augmentation de l'incidence d'une maladie avec un **lien de causalité** (alors que le marqueur de risque ne présume pas de l'existence d'une causalité).

Pour être cliniquement pertinent, le FDR **doit répondre à plusieurs conditions** :
- *cohérence* physiopathologique, plausibilité ;
- *intensité* de la relation ;
- *relation dose/effet* (plus l'exposition est grande, plus l'incidence augmente) ;
- *indépendance* (absence de facteur de confusion) ;
- *concordance* à travers les études épidémiologiques ;
- *temporalité* (l'exposition précède la maladie) ;
- *réversibilité à l'arrêt* (totale ou partielle).

Lorsqu'on compare des études épidémiologiques entre elles, on parle de **risque relatif (RR)** qui est le rapport du risque d'un individu exposé pris au hasard de développer la maladie comparativement à un individu non exposé. Si l'exposition entraîne la maladie, le RR sera strictement supérieur à 1 ; si au contraire l'exposition protège de la survenue de la maladie, le RR sera strictement inférieur à 1.

Pour un individu donné, on doit néanmoins évaluer le **risque absolu (RA)** qui correspond à la probabilité de développer la maladie au bout d'une période de temps définie. En général, on estime le risque vasculaire au bout d'une période de 10 ans.

On parle de **prévention** :
- *primaire* lorsqu'on cherche à éviter la survenue d'une maladie en corrigeant des FDR identifiés chez des patients totalement indemnes ;
- *secondaire* lorsqu'on cherche à éviter la survenue d'une maladie chez des patients l'ayant déjà présenté (= éviter les récidives).

FACTEURS DE RISQUE CARDIOVASCULAIRE

Non modifiables	Modifiables
Sexe masculin **Âge** (H > 50 ans ; F > 60 ans) **ATCD familiaux de maladie coronarienne précoce** (IDM ou mort subite < 55 ans chez père/frère ou < 65 ans chez mère/sœur)	**Tabagisme** (en cours ou sevré < 3 ans) **Hypercholestérolémie** avec LDL-C élevé **HDL-C < 0,40 g/L** * **Hypertension artérielle** traitée ou non **Diabète** de type 2 traité ou non **Insuffisance rénale** chronique

* À l'inverse, un taux de HDL-C > 0,60 g/L est considéré comme un facteur protecteur.

La sédentarité et l'obésité (ou le surpoids) ne sont pas des FDR indépendants mais contribuent très largement au risque cardiovasculaire global.

Le **syndrome métabolique** correspond à l'association d'un surpoids ou d'une obésité androïde (définie par un tour de taille > 94 cm chez l'H et 80 cm chez la F) avec deux des quatre situations ci-dessous (*critères IDF Berlin 2005*) :

- hypertension artérielle > 130/85 mmHg ou traitée
- une glycémie à jeun > 1 g/L ou un diabète traité
- des triglycérides > 1,50 g/L ou un traitement hypolipémiant
- un HDL-C < 0,40 g/L (H) ou < 0,50 g/L (F) ou un traitement hypolipémiant

ESTIMATION DU RISQUE VASCULAIRE INDIVIDUEL

- **Recueillir l'ensemble des FDR**
  - interrogatoire (antécédents personnels et familiaux)
  - poids, taille, indice de masse corporelle
  - tension artérielle
  - tour de taille (androïde si > 94 cm chez l'H et 80 cm chez la F)

- **Rechercher un athérome asymptomatique**
  - palpation et auscultation des axes vasculaires
  - ECG 12 dérivations
  - écho-Doppler des troncs supra-aortiques

- **Rechercher des anomalies biologiques associées**
  - glycémie à jeun

- exploration d'une anomalie lipidique (EAL)
- créatinine + calcul de la clairance
- microabuminurie

- **Calcul du risque absolu à partir d'équations, tables (Framingham, SCORE...) adaptées à la population considérée +++. Un risque de 10 % à 10 ans étant considéré comme modéré et > 30 % comme majeur.**

  Ne pas oublier que le risque absolu prend en compte le risque coronarien mais aussi le risque d'accident vasculaire cérébral (dont le poids s'accentue avec l'âge du patient !).

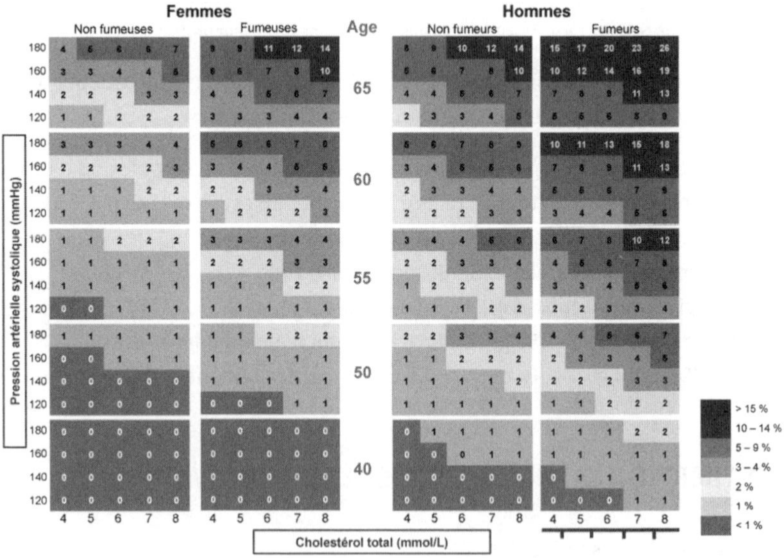

Table score

PRISE EN CHARGE

- **Prévention collective**

  Elle touche l'ensemble de la population et repose sur :
  - la réglementation anti-tabac
  - la limitation de la teneur en sel dans l'industrie alimentaire
  - l'éducation à la santé et à l'alimentation dès le plus jeune âge (milieu scolaire +++) pour prévenir l'obésité infantile

- l'information de la population via des campagnes publicitaires
- l'accès à des équipements sportifs…

- **Prévention individuelle**

  Son objectif est de supprimer ou de réduire au maximum les FDR modifiables du patient. Elle passe en grande partie par le respect des mesures hygiéno-diététiques et la pratique régulière d'une activité physique et sportive (30 à 45 minutes deux à trois fois par semaine).

	Risque évalué	**Cible thérapeutique**	**Prise en charge**
Tabac	RR = 3 (maladie coronaire) RR = 5 (IDM) RR = 2 à 7 (AOMI) RR = 1,5 à 2 (AVC)	Sevrage total et définitif	• Conseil minimal • Substituts nicotiniques • Bupropion • Varénicline
Hypertension artérielle	Risque continu au-delà de 140/90 mmHg	< 140/90 mmHg	• Limiter les apports sodés (6-8 g/j) • Réduction pondérale (10 %) • Anti-hypertenseurs (IEC, ARA2, béta-bloquants, calci-mimétiques, diurétiques)
Diabète	RR = 2 à 3 (maladie coronaire)	HbA1c < 7 % dans la majorité des cas	• Réduction pondérale (10 %) • Contrôle des apports glucidiques • Anti-diabétiques oraux • Analogues du récepteur du GLP-1 • Insuline
Dyslipidémies	Risque lié au LDL-C élevé et au HDL-C diminué	LDL < 1,30 g/L ou < 1 g/L si haut risque cardio-vasculaire (*)	• Limiter les apports de graisses mono-insaturées et saturées • Hypolipémiants (statines +++)

(*) **Le haut risque cardiovasculaire correspond aux situations suivantes :**

- patient en *prévention secondaire* (coronaropathie, AVC, AOMI)
- patient *diabétique de type 2 à haut risque* = avec atteinte rénale ou avec au moins deux FDR suivants : âge (H > 50 ans et F > 60 ans), ATCD familiaux de maladie coronaire précoce, tabagisme actif, HTA, HDL-C < 0,40 g/L, microalbuminurie > 30 mg/24 heures
- patient ayant un *risque global évalué > 20 % à 10 ans*

La prescription d'**anti-agrégants plaquettaires** reste controversée et **non recommandée en prévention primaire** ; en prévention secondaire, le clopidogrel a montré une efficacité supérieure avec une toxicité gastrique moindre.

Icono clé

+ Table SCORE

▶ Liens transversaux

Item n° 218 Athérome
Item n° 220 Dyslipidémies
Item n° 221 Hypertension artérielle
Item n° 245 Diabète sucré de type 1 et 2 chez l'enfant et chez l'adulte
Item n° 251 Obésité de l'enfant et de l'adulte

Lien bibliographique, pour aller plus loin

- Recommandations HAS 2012 : Prévention cardiovasculaire
  http ://www.has-sante.fr/portail/upload/docs/application/pdf/2012-02/statine_-_fiche_bum.pdf

QUESTIONS D'ENTRAÎNEMENT

16. QRM/Parmi les items suivants, quels sont ceux qui vous permettent d'évoquer l'existence d'un syndrome métabolique chez une femme de 42 ans ?
    A. Une hypertension artérielle traitée par amlodipine 10 mg/jour
    B. Un taux de HDL-cholestérol à 0,57 g/L
    C. Des triglycérides plasmatiques à 2,47 g/L
    D. Un tour de taille à 77 cm
    E. Une glycémie veineuse à jeun à 1,08 g/L (5.94 mmol/L)

17. QRM/L'alimentation de Monsieur V. comprend un petit-déjeuner inexistant ou pris dans sa voiture (deux pains au chocolat et un croissant), un déjeuner pris constamment au restaurant (plats en sauce et frites de rigueur...) et un dîner composé le plus souvent de charcuterie et de féculents. Il ne consomme qu'un fruit par jour. Il boit peu, en dehors des deux verres de vin lors du déjeuner, de son apéritif en rentrant le soir à la maison et de son verre de cognac devant la télévision. Son activité physique est inexistante. Parmi les items suivants, le(s)quel(s) caractérise(nt) l'alimentation de Monsieur V. ?
    A. Destructurée
    B. Equilibrée
    C. Hyperlipidique
    D. Hyperglucidique
    E. Riche en fibres
    F. Riche en acides gras saturés
    G. Hypercalorique

18. QRM/Vous recevez à votre consultation un homme de 55 ans, adressé par la médecine du travail pour la découverte d'une glycémie à jeun à 1,80 g/L. Il n'a pas d'antécédents personnels particuliers et a arrêté de fumer il y a 1 an. Son père est diabétique de type 2. A l'examen clinique : poids = 90 kg, taille = 1,71 m, tour de taille = 110 cm. La pression artérielle est mesurée à 150/85 mmHg, recontrôlée à 155/85 mmHg. Un nouveau bilan sanguin réalisé montre : glycémie à jeun = 1,90 g/L, HbA1c = 8,5 %, créatininémie = 95 µmol/L, triglycérides = 2,2 g/L, HDL = 0,58 g/L, LDL = 1,65 g/L. Au vu des éléments dont vous disposez, vous décidez de lui introduire une statine. Quel est l'objectif de LDL-cholestérol à atteindre chez ce patient ?
    A. < 2,20 g/L
    B. < 1,90 g/L
    C. < 1,60 g/L
    D. < 1,30 g/L
    E. < 1,00 g/L

N° 220. Dyslipidémies

- Diagnostiquer les principales dyslipidémies primitives et secondaires.
- Connaître les recommandations pour la prise en charge des dyslipidémies (voir item 326).

▶ **Statistiques ECN**

2004 (Dossier 2)
2005 (Dossier 5)
2006 (Dossier 5)
2010 (Dossier 9)
2011 (Dossier 3)

▶ **En quelques mots clés**

- Hypercholestérolémie
- Hypertriglycéridémie
- Causes secondaires
- Mesures diététiques
- Statine
- Fibrate

Dix commandements

✓ Tu dépisteras les signes cliniques en faveur d'une dyslipidémie (athérome, dépôts lipidiques, xanthomatose)
✓ Tu prescriras un jeûne de 12 heures avant de réaliser un bilan lipidique
✓ Tu calculeras grâce à la formule de Friedwald le LDL-cholestérol uniquement quand les triglycérides sont inférieurs à 3,4 g/L
✓ Tu rechercheras systématiquement un diabète de type 2, une hypothyroïdie, une insuffisance rénale et un alcoolisme chronique comme cause secondaire
✓ Tu élimineras une origine iatrogène (corticoïdes, traitements anti-rétroviraux)
✓ Tu évoqueras une origine génétique quand les dosages sont très élevés ou chez un sujet jeune
✓ Tu prescriras toujours des mesures hygiéno-diététiques avant de débuter un traitement hypolipémiant (sauf dans le cadre de la prévention secondaire)
✓ Tu n'oublieras pas de prendre en charge les autres facteurs de risque cardiovasculaire (hypertension, diabète, tabagisme…)
✓ Tu n'instaureras pas de traitement hypolipémiant en cas de cytolyse hépatique avérée
✓ Tu ne prescriras pas de manière systématique un dosage de CPK dans ta surveillance

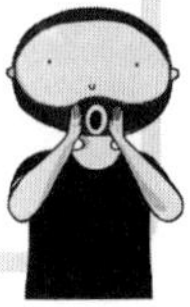

Régime et châtiment

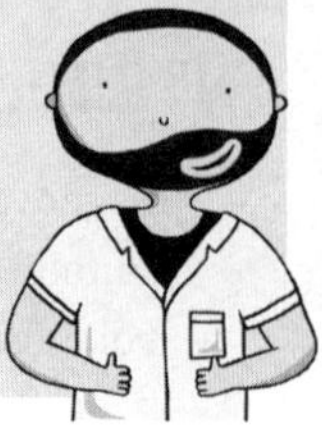

La question

DÉFINITION

Le bilan lipidique d'un sujet à un moment donné représente une *situation instantanée, qui peut varier* +++ (selon l'alimentation, le poids...), et ne préjuge en rien du génotype du patient.

La **morbi-mortalité cardiovasculaire est associée à :**
- une *augmentation du LDL-cholestérol*
- une *diminution du HDL-cholestérol*
- une augmentation des triglycérides (TG) dans une moindre intensité

La classification ancienne de Fredrickson (types I, IIa, IIb, III, IV, V) est une classification biochimique, remplacée par une **classification clinique** (de De Gennes) **en trois types** :
- **hypercholestérolémie pure** (ex-type IIa) si LDL-c > 1,60 g/L
- **hypertriglycéridémie pure** (ex-type IV) si TG > 1,5 g/L
- et **hyperlipidémie mixte** = association d'une hypercholestérolémie et d'une hypertriglycéridémie (ex-type IIb ± type III).

SIGNES D'APPEL

- **Clinique**
  - *Hypercholestérolémie*
    - dépôts lipidiques banals : **arc cornéen** = gérontoxon prématuré (avant 60 ans), **xanthélasma** (paupières) (voir images ci-contre)

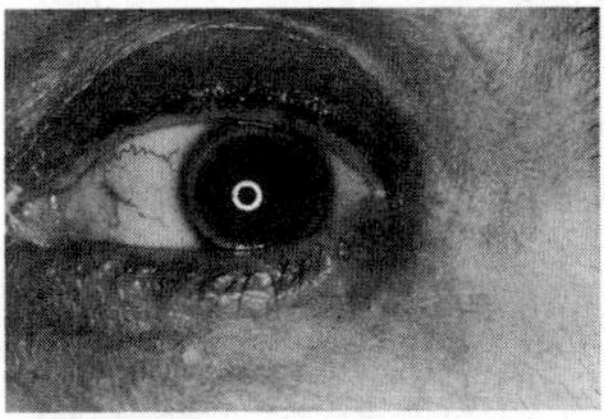

arc cornéen

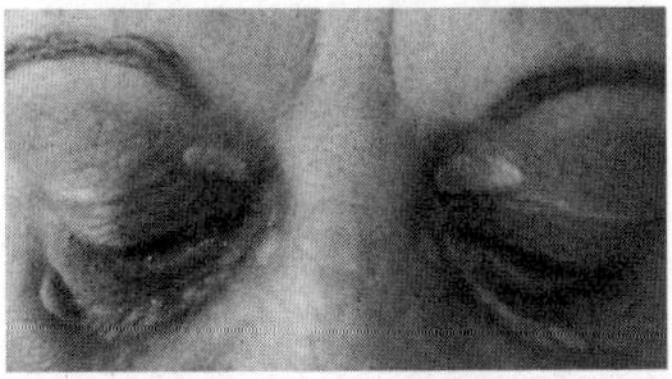

xanthélasma

- **xanthomes tendineux** (extenseurs des doigts, tendons d'Achille)

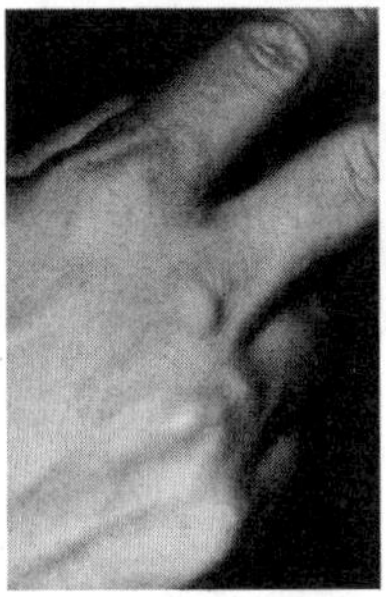

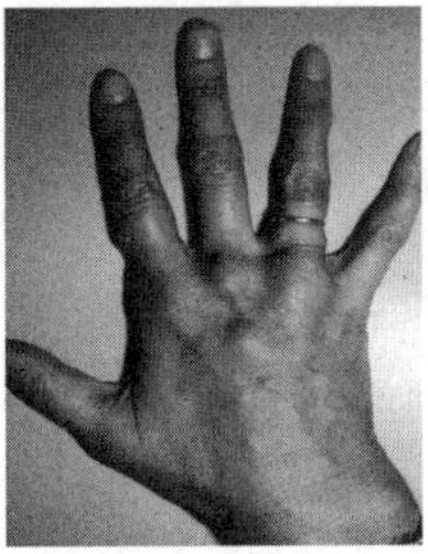

xanthomes tendineux

- **xanthomes plans** cutanés et xanthomes **tubéreux** dans les formes homozygotes

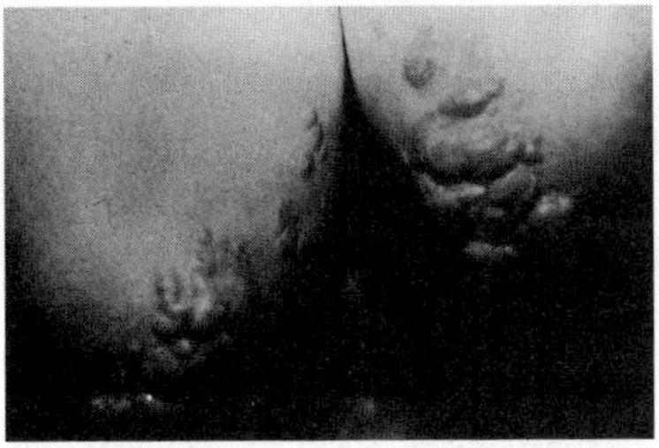

xanthomes tubéreux

- *Hypertriglycéridémie (*signes en cas d'hyperchylomicronémie +++)
  - hépatomégalie stéatosique
  - douleurs abdominales (pancréatite)
  - **xanthomatose éruptive**

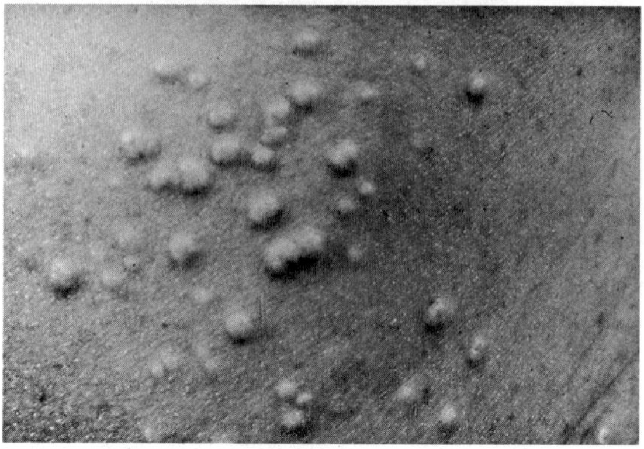

xanthomatose éruptive

- **Complications**
  - **Hypercholestérolémie = complications athéromateuses** (coronaropathie, AOMI, AVC)
  - **Hypertriglycéridémie = pancréatite aiguë** (surtout si TG > 10 g/L et/ou hyperchylomicronémie)

DIAGNOSTIC BIOLOGIQUE

- **Bilan lipidique**

  Effectué **après 12 heures de jeûne**, en dehors d'une affection aiguë ou d'un contexte infectieux
  - cholestérol total et triglycérides
  - si anomalie (> 2 g/L) : *exploration d'une anomalie lipidique* (EAL) comprenant :
    - dosage du cholestérol total, des triglycérides et du HDL-c
    - calcul du LDL-c selon la *formule de Friedwald :*
      LDL-c = CT – HDL-c – TG/5
      valable uniquement si TG < 3,4 g/L

  Bilan à répéter tous les 3 ans en absence d'anomalie (tous les ans en cas de diabète associé)

Valeurs normales (AFSSAPS 2005) :
- CT < 2 g/L
- LDL-c < 1,6 g/L
- HDL-c > 0,4 g/L
- TG < 1,5 g/L

Facteurs de conversion :
- Cholestérol :
  - g/L × 2,58 = mmol/L
  - mmol/L × 0,387 = g/L
- Triglycérides :
  - g/L × 1,14 = mmol/L
  - mmol/L × 0,875 = g/L

- **Bilan systématique associé en cas de dyslipidémie (rechercher une cause secondaire) :**
  - **TSH**
  - **glycémie** à jeun
  - **créatininémie** + clairance
  - recherche d'une **protéinurie** à la bandelette

ÉTIOLOGIES

Dyslipidémies secondaires

Les étiologies les plus fréquentes sont :
- l'*hypothyroïdie*
- le *diabète de type 2* et le syndrome métabolique
- l'*insuffisance rénale* chronique
- l'*alcoolisme*
- les causes *iatrogènes*, parmi lesquelles :
  - la ciclosporine : hyperCT
  - les *corticoïdes* +++ : dyslipidémie mixte
  - les *traitements anti-rétroviraux* +++ : hyperTG majeure
  - les estrogènes par voie orale
  - l'interféron α
  - les dérivés de l'acide rétinoïque
  - les diurétiques thiazidiques de manière moindre

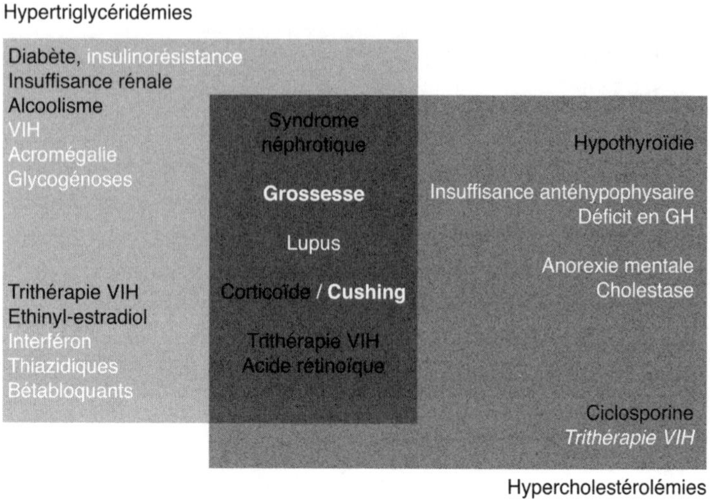

Dyslipidémies secondaires

Dyslipidémies primaires

- **Hypercholestérolémies**
  - **très athérogènes +++ (accidents précoces)**
  - **CT et LDL-c élevés, HDL-c normal, TG normaux, sérum clair**
  - *polygéniques* le plus souvent avec un LDL-c < 3 g/L
  - *formes monogéniques familiales :*
    - mutation du gène du récepteur des LDL (chromosome 19, mutation dominante ; hétérozygote 1/500 avec LDL-c 4 à 6 g/L ; homozygote 1/10^6 avec LDL-c > 6 g/L)
    - mutation de l'apolipoprotéine B
    - mutation de PCSK9…

- **Dyslipidémies mixtes**
  - **moyennement athérogènes**
  - **CT et LDL-c élevés, HDL-c diminué, TG élevés, sérum opalescent**
  - *hyperlipidémie combinée familiale :* forme la plus fréquente (1 à 2 % de la population), potentialisée par la présence d'un syndrome métabolique +++
  - *dysbétalipoprotéinémie* par mutation de l'apolipoprotéine E (apoE) à phénotype plus sévère avec CT > 4 g/L et TG > 6 g/L

- **Hypertriglycéridémies**
  - **peu athérogènes**
  - **CT et LDL-c normaux, HDL-c diminué, TG élevés, sérum opalescent**
  - *hypertriglycéridémie familiale* (transmission autosomique dominante), dépendante du poids +++, des apports glucidiques et de la consommation en alcool
  - *hyperchylomicronémies primitives*, notamment par déficit en lipoprotéine lipase

TRAITEMENT

Objectifs de traitement

Les cibles sont définies en terme de LDL-c selon le nombre de facteurs de risque cardiovasculaire.

Non modifiables	Modifiables
• **Sexe masculin** • **Âge** (H > 50 ans ; F > 60 ans) • **ATCD familiaux de maladie coronarienne précoce** (IDM ou mort subite < 55 ans chez père/frère ou < 65 ans chez mère/sœur)	• **Tabagisme** (en cours ou sevré < 3 ans) • **Hypercholestérolémie** avec LDL-c élevé • **HDL-c < 0,40 g/L** • **Hypertension artérielle** traitée ou non • **Diabète** de type 2 traité ou non • **Insuffisance rénale** chronique

Un taux de HDL-C > 0,60 g/L est considéré comme un facteur protecteur.

Catégories de patients	Cible de LDL-c
Absence de FDR cardiovasculaire	< 2,20 g/L
1 FDR cardiovasculaire	< 1,90 g/L
2 FDR cardiovasculaire	< 1,60 g/L
≥ 3 FDR cardiovasculaire	< 1,30 g/L
Patient à très haut risque cardio-vasculaire : • ***prévention secondaire*** (coronaropathie, AVC, AOMI) • **patient *diabétique de type 2 à haut risque*** = avec atteinte rénale ou avec au moins deux FDR suivants : âge (H > 50 ans et F > 60 ans), ATCD familiaux de maladie coronaire précoce, tabagisme actif, HTA, HDL-c < 0,40 g/L, microalbuminurie > 30 mg/24 heures • patient ayant un ***risque global évalué > 20 % à 10 ans***	**< 1 g/L** (*AFSSAPS 2005*) **ou** **< 0,7 g/L** (*Société Européenne de Cardiologie 2012*)

Modalités de traitement

- **Mesures hygiéno-diététiques**

  Elles s'adressent à tous les patients +++ :
  - Maintenir une *activité physique régulière*
  - *Régime normo-calorique* (ou hypocalorique si surpoids/obésité) :
    - *équilibré* (50-55 % glucides, 30-35 % lipides, 15 % protéines)
    - *pauvre en acides gras saturés* (≤ 10 % ; graisses animales)
    - en privilégiant les graisses mono-insaturées et la consommation d'acides gras n-3 (oméga 3 : poissons gras, soja, noix…)

  Mesures spécifiques aux hypertriglycéridémies :
  - réduction pondérale
  - éviction de l'alcool
  - diminution des apports glucidiques (45 % maxi)

NE PAS OUBLIER DE PRENDRE EN CHARGE LES AUTRES FACTEURS DE RISQUE CARDIOVASCULAIRE +++

- **Médicaments hypolipémiants**

  Un traitement se justifie :
  - en prévention primaire = en cas d'échec des mesures diététiques bien conduites pendant 3 à 6 mois
  - en prévention secondaire = d'emblée !

  Hypercholestérolémies (pures ou mixtes) : STATINE
  - *choix selon l'efficience (FLASHCODE RECO 2012)*
  - **contre-indications :** hépatopathies sévères (*transaminases doivent être < 3N*), grossesse, allaitement
  - effets secondaires : myalgies, rhabdomyolyse, hépatite cytolytique
  - si échec ou intolérance : ézétimibe, coléstyramine, fibrates

  Hypertriglycéridémies : FIBRATE
  - **contre-indications :** hépatopathies sévères (*transaminases doivent être < 3N*), insuffisance rénale, grossesse, allaitement
  - effets secondaires : myalgies, rhabdomyolyse, hépatite cytolytique

Molécules	Mode d'action	Effet(s) attendu(s)	Indications	Effets secondaires
Résine	Blocage du cycle entéro-hépatique	↘ LDL ↗ TG ! !	HyperCT pure	Digestifs
Fibrates	PPAR α	↘ LDL ↘ TG ↗ HDL	HyperCT pure HyperCT mixte HyperTG	Foie Muscle
Ezétimibe	↘ Absorption intestinale	↘ LDL	HyperCT pure	Foie Muscle
Statines	Blocage de l'HMG CoA réductase	↘ ↘ LDL	HyperCT pure HyperCT mixte	Foie Muscle

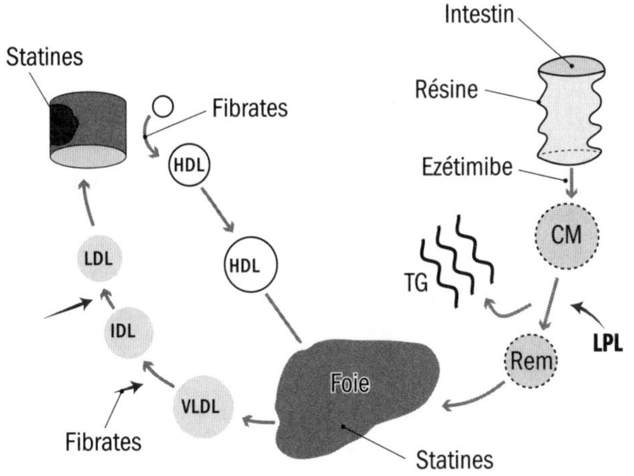

Métabolisme des lipoprotéines

- **Surveillance**
  - **Efficacité**
    Bilan lipidique complet à 3 mois pour vérifier que les objectifs sont atteints puis surveillance **tous les 6 mois**
  - **Tolérance**
    - **Transaminases dans les 3 mois** suivant le traitement **(= stop si > 5N)**
    - **Dosage des CPK uniquement si myalgies +++++** ou situation à risque (associations médicamenteuses, co-morbidités, ATCD d'intolérance...)

▶ Liens transversaux

Item n° 218 Athérome

Item n° 219 Facteurs de risque cardiovasculaire et prévention

Icono-clé

+ Arc cornéen
+ Xanthélasma
+ Xanthome tubéreux
+ Xanthome tendineux
+ Xanthomatose éruptive

Liens bibliographiques, pour aller plus loin

- Recommandations HAS 2012 : Prévention cardiovasculaire
  http ://www.has-sante.fr/portail/upload/docs/application/pdf/2012-02/statine_-_fiche_bum.pdf

- Recommandations AFSSAPS 2005 : Prise en charge du patient dyslipidémique
  http ://www.soc-nephrologie.org/PDF/enephro/recommandations/Afssaps/2005/dyslipemie_argu.pdf

QUESTIONS D'ENTRAÎNEMENT

19. QRM/Parmi les situations suivantes, la(es)quelle(s) peu(ven)t être responsable(s) d'une hypertriglycéridémie secondaire ?
    A. Acromégalie
    B. Alcoolisme chronique
    C. Anorexie mentale
    D. Hypothyroïdie
    E. Insuffisance rénale chronique
    F. Insuffisance antéhypophysaire

20. QRM/Parmi les aliments suivants, le(s)quel(s) conseilleriez-vous de manière privilégiée à un patient de 24 ans présentant une hypercholestérolémie pure ?
    A. Abats
    B. Viande blanche
    C. Poisson, type saumon
    D. Œufs
    E. Huile d'olive
    F. Fromages
    G. Beurre
    H. Fruits et légumes
    I. Charcuterie

21. QRM/Monsieur C., 58 ans, fumeur, hypertendu traité par ramipril 5 mg/jour, présente le bilan lipidique suivant : Cholestérol total 2,90 g/L, Triglycérides 2,07 g/L, HDL-Cholestérol 0,37 g/L. En cas d'échec des règles hygiéno-diététiques, quel(s) traitement(s) allez-vous choisir pour atteindre la cible de LDL-Cholestérol de ce patient ?
    A. La coléstyramine
    B. L'ézétimibe
    C. Un fibrate
    D. Une statine
    E. Une association statine - ézétimibe
    F. L'acide nicotinique

22. QRM/Vous suivez Monsieur H., 68 ans, pour une dyslipidémie de type IIa, habituellement bien équilibrée sous simvastatine 40 mg par jour. Son dernier bilan lipidique est le suivant : Cholestérol total 2,78 g/L, Triglycérides 1,75 g/L, HDL-cholestérol 0,37 g/L. Quelle est la valeur de son LDL-cholestérol ?
   A. 2,41 g/L
   B. 2,06 g/L
   C. 1,97 g/L
   D. 1,03 g/L
   E. 0,66 g/L

N° 221. Hypertension artérielle de l'adulte

- Expliquer l'épidémiologie, les principales causes et l'histoire naturelle de l'hypertension artérielle de l'adulte.
- Réaliser le bilan initial d'une hypertension artérielle de l'adulte.
- Argumenter l'attitude thérapeutique et planifier le suivi du patient (voir item 326).
- Décrire les principes de la prise en charge au long cours.

NB : Seule l'hypertension secondaire à une pathologie endocrinienne sera traitée ici. Pour traiter l'item dans son ensemble, se référer aux cours de cardiologie et de néphrologie (en particulier pour les différents traitements utilisés).

▶ Statistiques ECN

2004 (Dossier 2)
2005 (Dossier 5)
2006 (Dossier 5)
2007 (Dossier 9)
2008 (Dossier 4)
2010 (Dossiers 2 et 3)
2013 (Dossier 7)

▶ En quelques mots clés

- HTA secondaire
- HTA résistante
- Surrénales
- Syndrome de Cushing
- Hyperaldostéronisme
- Phéochromocytome

Dix commandements

- ✓ Tu diagnostiqueras une hypertension artérielle en cas de valeur supérieure à 140 mmHg pour la systolique et/ou 90 mmHg pour la diastolique
- ✓ Tu réaliseras un bilan minimal devant toute HTA selon les recommandations (HAS/OMS)
- ✓ Tu penseras à rechercher une cause secondaire d'HTA devant toute HTA résistante
- ✓ Tu évoqueras une HTA secondaire en cas de diagnostic chez un sujet jeune sans facteur de risque associé
- ✓ Tu évoqueras un hyperaldostéronisme en cas d'association d'une HTA avec une hypokaliémie
- ✓ Tu évoqueras un hypercortisolisme en cas d'HTA associée à une obésité androïde, un diabète et des anomalies cutanées typiques (vergetures, ecchymoses)
- ✓ Tu évoqueras un phéochromocytome devant l'existence d'une triade de Ménard (céphalées, sueurs et palpitations en regard d'une poussée hypertensive)
- ✓ En cas de phéochromocytome, tu évoqueras la possibilité d'une étiologie génétique (NEM2, VHL, NF1)
- ✓ Tu réaliseras les dosages hormonaux dans de bonnes conditions (après arrêt des traitements anti-hypertenseurs interférant)
- ✓ Tu rechercheras en priorité une tumeur surrénalienne, mais après avoir réalisé les dosages hormonaux pour ne pas être confronté à un incidentalome surrénalien

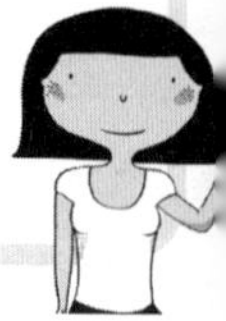

La question

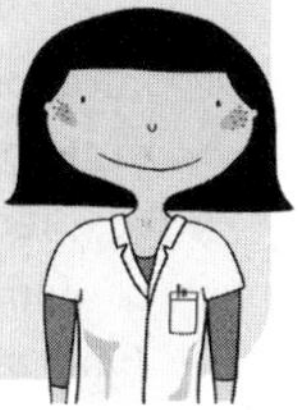

DÉFINITION

- **Tension artérielle systolique (TAS) > 140 mmHg** et/ou **tension artérielle diastolique (TAD) > 90 mmHg** sur une *moyenne de mesures répétées*
- En automesure : TAS > 135 mmHg et/ou TAD > 85 mmHg
- Bilan initial préconisé par l'HAS :
  - Kaliémie
  - Créatinine, clairance
  - Glycémie à jeun
  - Exploration d'une anomalie lipidique
  - Protéinurie et hématurie à la BU
  - ECG 12 dérivations
- L'examen clinique et le bilan initial doivent entre autres permettre de **dépister des éléments orientant vers une HTA secondaire +++**.

QUAND RECHERCHER UNE HTA SECONDAIRE ?

- Avant tout traitement, en présence de **signes d'appel** orientant vers une endocrinopathie (voir plus bas le détail des étiologies)
- En cas d'**HTA résistante au traitement** (RHD + trithérapie comprenant un diurétique, avec une bonne observance et initiée depuis au moins 3 mois), même en l'absence d'arguments cliniques
- Les HTA secondaires sont très minoritaires, mais représentent potentiellement des **causes curables** d'HTA, il faut y penser !

PRINCIPALES CAUSES D'HTA ENDOCRINES

- Hyperaldostéronisme primaire
  - Adénome de Conn (30-40 %)
  - Hyperplasie idiopathique (60-70 %)

- Autres hyperminéralocorticismes
  - Hyperminéralocorticismes familiaux (rares ++, affection génétique de révélation précoce, ATCD familiaux)
  - Tumeurs à DOC (désoxycorticostérone)
- Tumeurs sécrétant des catécholamines
  - Phéochromocytome
  - Paragangliome
- Syndrome de Cushing/Hypercortisolisme
  - ACTH dépendant : maladie de Cushing, sécrétion ectopique d'ACTH
  - ACTH indépendant : adénome surrénalien cortisolique pur, corticosurrénalome
- HTA endocrines iatrogènes
  - Contraception oestro-progestative (augmentation de la synthèse d'angiotensinogène)
  - Corticothérapie
  - Intoxication à la réglisse (excès apparent de minéralocorticoïdes par inhibition de la 11 béta-hydroxystéroïde déshydrogénase)
  - Alcool ++
- Autres causes
  - Hyper-réninisme primaire des tumeurs à rénine
  - Acromégalie
  - Dysthyroïdie (hypothyroïdie)
  - Hyperparathyroïdie

HYPERALDOSTÉRONISME PRIMAIRE

- Cause la plus fréquente d'HTA secondaire
- Aldostérone = rétention du sodium (HTA) et excrétion du potassium au niveau du tube contourné distal (hypokaliémie avec kaliurèse augmentée inadaptée)
- *Mais il n'y a pas toujours d'hypokaliémie dans les formes débutantes d'hyperaldostéronisme primaire.*

Hyperaldostéronisme = HTA + hypokaliémie + rénine basse

- **Étiologies**
  - **30-40 % Adénome de Conn** : tumeur bénigne de la surrénale sécrétant exclusivement de l'aldostérone
  - **60-70 % Hyperplasie idiopathique**

- **Clinique**
  - Paresthésies des extrémités
  - Asthénie musculaire
  - Pseudo-paralysies paroxystiques

- **Diagnostic positif**
  - Aldostérone élevée (plasmatique et urinaire)
  - Rénine basse
  - **Élévation du rapport aldostérone/rénine**

  Conditions strictes d'exploration : arrêt des médicaments interférant (spironolactone depuis 6 semaines ; diurétiques, bêtabloquants, IEC et ARAII depuis 15 jours), le matin avant 9h00 position couchée, régime normo-sodé, substitution potassique pour obtenir une kaliémie normale au moment des explorations

- **Diagnostic étiologique : Scanner surrénalien sans puis avec injection**
  - Adénome de Conn : nodule surrénalien unilatéral de 10 à 20 mm
  - Hyperplasie idiopathique : surrénales épaissies et irrégulières de façon bilatérale, ou d'apparence normale

- **Traitement**
  - Adénome de Conn : traitement chirurgical
  - Hyperplasie idiopathique : traitement médical : antialdostérone (diurétiques épargneurs de potassium)

  Risque d'échec de la surrénalectomie en cas d'adénome surrénalien non sécrétant (fréquent) associé à une hyperplasie idiopathique => intérêt du cathétérisme des veines surrénaliennes dans les cas douteux, afin de prouver l'hypersécrétion unilatérale, avant prise en charge chirurgicale.

PHÉOCHROMOCYTOME ET PARAGANGLIOME

- **Définition**
  - Tumeurs bénignes ou malignes qui sécrètent des catécholamines (adrénaline, noradrénaline), développées aux dépens de la médullosurrénale (phéochromocytome) ou des ganglions sympathiques (paragangliome)

- **Étiologies**
  - Syndrome de prédisposition génétique dans 30 % des cas => à rechercher systématiquement +++ même en l'absence d'antécédents familiaux (étude génétique : recherche de mutation des gènes RET, VHL, NF1, sous unités SDH...)
    - Neurofibromatose de type 1
    - Maladie de Von Hippel Lindau
    - Néoplasie endocrinienne multiple de type 2
    - Syndromes phéochromocytomes/paragangliomes familiaux

- **Clinique**
  - **HTA souvent paroxystique**, risque d'HTA maligne, hypotension orthostatique
  - **Triade de Ménard** : céphalées, sueurs, palpitations au moment des poussées hypertensives ; *volontiers associée à une pâleur*
  - Rarement asymptomatique (diagnostic au cours d'un bilan d'incidentalome surrénalien)

- **Diagnostic positif**
  - Mesure des métabolites des catécholamines (**métanéphrines plasmatiques ou urinaires = dérivés méthoxylés**)
  - Pas d'intérêt du dosage des catécholamines (adrénaline, noradrénaline) : élévation aspécifique (hormones du stress)

- **Imagerie**
  - Anatomique : **Scanner, IRM surrénalienne**
  - Fonctionnelle : **Scintigraphie au MIBG ou TEP à la F-DOPA** (tumeurs ectopiques ou multiples ++)
    - Localisation de la/les tumeur(s)
    - Caractérisation de la tumeur
    - Détection de métastases éventuelles

- **Traitement**
  - **Traitement chirurgical + anatomopathologie**, avec une équipe de chirurgiens et d'anesthésistes expérimentés, après prémédication +++
  - Guérison inconstante de l'HTA en post-opératoire
  - Surveillance annuelle (clinique et biologique) à long terme, risque de récidive important (surtout en cas de syndrome de prédisposition génétique)

SYNDROME DE CUSHING

- Hypercortisolisme rarement révélé par une HTA même si elle est souvent présente : à rechercher en cas d'arguments cliniques accompagnant l'HTA

- **Clinique**
  - Prise de poids avec répartition facio-tronculaire des graisses
  - Erythrose faciale
  - Signes d'hypercatabolisme cutané (vergetures larges et pourpres, retard à la cicatrisation...), osseux (ostéoporose) ou musculaire (amyotrophie, signe du tabouret)
  - Hypogonadisme, troubles des règles, aménorrhée
  - Asthénie, troubles thymiques
  - Troubles de la tolérance glucidique, diabète
  - Hypokaliémie (indépendamment d'un hyperaldostéronisme)
  - Acné, hirsutisme

- **Étiologies**
  - ACTH dépendant (ACTH élevée ou normale de façon inadaptée) :
    - Maladie de Cushing (sécrétion hypophysaire d'ACTH) : 2/3 des syndromes de Cushing
    - Sécrétion ectopique d'ACTH : tumeurs neuro-endocrines, cancers bronchiques ou pancréatiques
  - ACTH indépendant (ACTH freinée, sécrétion surrénalienne autonome de cortisol) :
    - Adénome cortisolique pur (bénin)
    - Corticosurrénalome (malin), souvent plurisécrétant

- **Diagnostic positif**
  - **Abolition du rythme nycthéméral** du cortisol, avec un cortisol à minuit élevé
  - **Augmentation de la cortisolurie des 24h** : bonne sensibilité et spécificité
  - **Absence de freinage** du cortisol au test de freinage minute (cortisol à 8h > 18 µg/l après prise de 1 mg de dexaméthasone [DXM] la veille à minuit)

- **Diagnostic étiologique**
  - Si ACTH bas : cause périphérique : **scanner surrénalien**
  - Si ACTH normal ou élevée : cause hypophysaire ou ectopique : test de freinage fort, test à la CRH, **IRM hypophysaire**, scanner thoraco-abdominal...
  - Dans les cas douteux : **cathétérisme des sinus pétreux**

▶ Liens transversaux

Item n° 219 Facteurs de risque cardio-vasculaire et prévention.

Item n° 242 Adénome hypophysaire.

Item n° 326 Prescription et surveillance des classes de médicaments les plus courantes chez l'adulte et chez l'enfant : antihypertenseurs.

Lien bibliographique, pour aller plus loin

- Prise en charge de l'hypertension artérielle de l'adulte. Société Française d'HTA. Janvier 2013
  http://www.sfhta.eu/wp-content/uploads/2012/12/Recommandation-SFHTA-2013-Prise-en-charge-HTA-de-lAdulte.pdf

QUESTIONS D'ENTRAÎNEMENT

23. QRM/Parmi les arguments suivants, le(s)quel(s) vous permettrai(en)t d'évoquer une hypertension artérielle secondaire à un hyperaldostéronisme primaire par adénome de Conn chez un jeune homme de 28 ans ?
    A. Kaliémie mesurée à 3.2 mmol/L
    B. Existence d'une hématurie
    C. Kaliurèse mesurée à 3 mmol/L
    D. Consommation régulière d'antésite
    E. Aldostéronurie dosée à 140 nmol/24 h (N < 30)
    F. Rapport aldostérone/rénine calculé à 14 pmol/mU
    G. Existence d'un nodule de 10 mm de la surrénale droite
    H. Rénine en position assise dosée à 78 pg/mL (N : 3 – 16)

24. QRM/Parmi les arguments suivants, le(s)quel(s) vous permettrai(en)t d'évoquer une hypertension artérielle secondaire à un phéochromocytome chez une jeune femme de 34 ans ?
    A. Kaliémie mesurée à 3.1 mmol/L
    B. Existence d'une hématurie
    C. Normétanéphrines urinaires dosées à 1248 nmol/24h (N < 1 300)
    D. Chromogranine A dosée à 450 ng/mL
    E. Aldostéronurie dosée à 94 nmol/24 h (N < 30)

F. Existence de nodules de Lisch
G. Existence d'un nodule de 14 mm au niveau carotidien
H. Glycémie à jeun mesurée à 8.9 mmol/L

25. QRM/Madame M. a toujours été ronde, mais ressent une prise pondérale inhabituelle. À l'examen clinique, elle pèse actuellement 98 kg pour une taille de 164 cm (indice de masse corporelle à 36,4 kg/m²). La tension artérielle est mesurée à 164/98 mmHg au bras gauche et 159/91 mmHg au bras droit. Son tour de taille est de 104 cm. La thyroïde n'est pas palpable. Il existe des vergetures colorées au niveau de l'abdomen. Vous suspectez un hypercortisolisme. Parmi les signes cliniques suivants, le(s)quel(s) peu(ven)t confirmer votre diagnostic d'hypercortisolisme ?
A. Amyotrophie
B. Aménorrhée secondaire
C. Dépression
D. Frilosité
E. Fragilité cutanée
F. Hirsutisme
G. Morphotype gynoïde
H. Ralentissement idéatoire

26. QRM/Quel est le bilan clinique et biologique recommandé par la Haute Autorité de Santé pour le bilan initial de l'hypertension artérielle de votre patient ?
A. Natrémie
B. Kaliémie
C. Natriurèse des 24 heures
D. Électrocardiogramme 12 dérivations
E. Exploration d'une anomalie lipidique
F. Calcul de l'indice de masse corporelle
G. Bandelette urinaire
H. Examen cytobactériologique des urines
I. Créatininémie
J. Glycémie à jeun
K. Numération formule sanguine

N° 238. Hypoglycémie chez l'adulte et l'enfant

- Diagnostiquer une hypoglycémie.
- Identifier les situations d'urgence et planifier leur prise en charge.

▶ Statistiques ECN

2005 (Dossier 8)
2006 (Dossiers 4 et 9)
2008 (Dossier 2)

▶ En quelques mots clés

- Neuroglucopénie
- < 0,60 g/L
- Insulinome
- Prévention des récidives
- 15 grammes de sucre
- Triade de Whipple

Dix commandements

✓ Tu évoqueras une hypoglycémie devant tout coma ou manifestation neuro-psychiatrique
✓ Tu évoqueras une hypoglycémie devant des signes de neuroglucopénie associés à une glycémie basse chez un non-diabétique
✓ Tu te poseras la question d'une origine iatrogène à l'hypoglycémie (insuline, sulfamides, glinides +++), qu'elle soit accidentelle ou volontaire
✓ Tu rechercheras une hypoglycémie en cas d'alcoolisation aiguë
✓ Tu rechercheras un insulinome chez un patient non diabétique
✓ Tu rechercheras une néoplasie endocrinienne multiple de type 1 en cas d'insulinome
✓ Tu traiteras en urgence toute hypoglycémie par l'apport de glucose
✓ Tu ne donneras pas de glucides par voie orale chez un patient inconscient
✓ Tu réserveras l'utilisation du glucagon au patient inconscient traité uniquement par insuline
✓ Tu préviendras les récidives chez le patient diabétique en adaptant ton traitement et en renforçant ton éducation

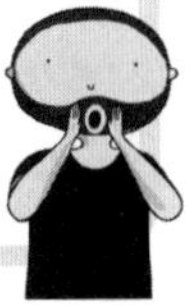

Ça me laisse de sucre glace

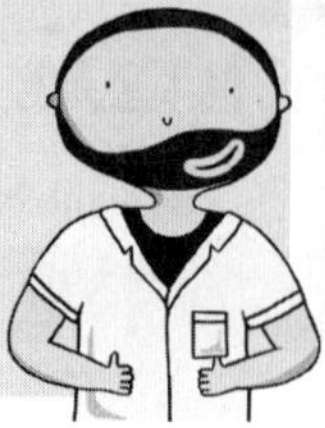

La question

DÉFINITION

Il s'agit de la **constatation simultanée +++ d'une glycémie basse,** associée à des **signes de neuroglucopénie, résolutifs après resucrage.**
On parle alors de **triade de Whipple.**

- **Deux cas possibles**
  - **patient diabétique = hypoglycémie si ≤ 0,60 g/L**
  - **patient non diabétique = hypoglycémie avérée si ≤ 0,50 g/L** et à considérer entre 0,50 et 0,65 g/L s'il existe des signes de neuroglucopénie.

- **Signes cliniques**
  - **de neuroglucopénie**
    - céphalées, irritabilité
    - paresthésies péribuccales, d'un ou plusieurs membres
    - ataxie
    - *troubles de concentration*, de l'élocution
    - *troubles visuels*
    - *confusion*
    - symptômes psychiatriques
    - *convulsions* focales ou généralisées
    - *coma*, de profondeur variable, souvent agité avec des signes d'irritation pyramidale

Devant tout coma ou symptôme neuro-psychiatrique, penser à une hypoglycémie ! ! ! !

  - **adrénergiques** = non spécifiques, traduisant l'alerte :
    - sensation de faim
    - *pâleur*
    - *tremblements*
    - anxiété

- *sueurs*, moiteur
- *tachycardie*, palpitations
- nausées

PRISE EN CHARGE

Traitement : RESUCRAGE EN URGENCE ! ! !

- **Patient conscient**
  - par **voie orale** à **15 grammes de glucides** d'index glycémique élevé (= 3 morceaux de sucre)
  - privilégier les aliments liquides et plutôt froids

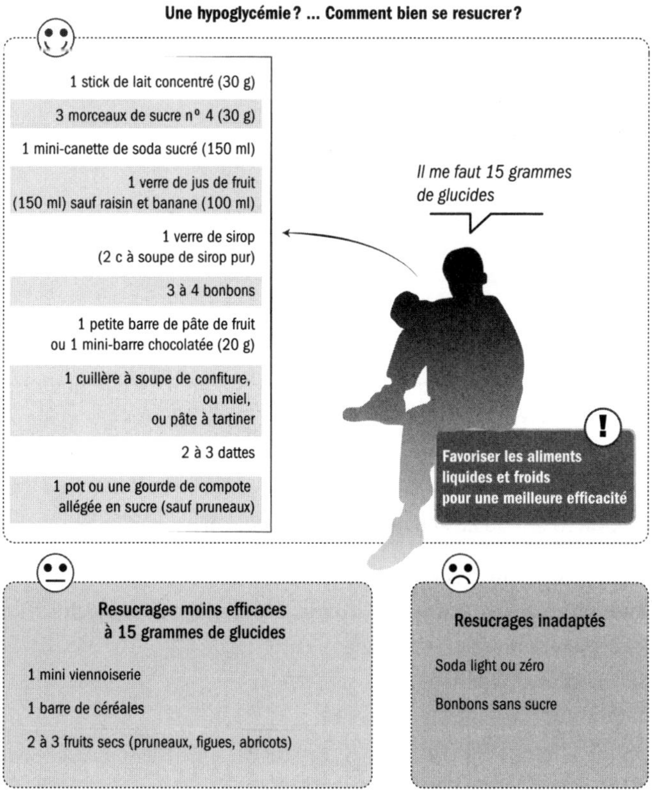

Fiche de resucrage

- **Patient inconscient**
  - contre-indication du resucrage per os ! ! ! ! ! (risque de fausse-route +++)
  - **apport glucosé par voie veineuse :** glucosé à 30 % (2 ampoules) +/- perfusion de glucosé à 10 % si traitement par sulfamides hypoglycémiants ou glinides
  - si abord veineux impossible ou dans l'attente des secours = **glucagon** (1 mg) par voie IM ou SC, réalisable par les proches

    ATTENTION, le glucagon n'est pas indiqué chez le diabétique de type 2 sous antidiabétique oral (risque de majoration de l'hypoglycémie par l'effet insulinosécréteur initial, pharmacologique, du glucagon) ou en cas d'insuffisance hépatique car absence de réserve en glycogène = risque d'hypoglycémie rebond +++
  - **Si patient diabétique : prévention des récidives +++ :**
    - adaptation du traitement
    - reprise de l'éducation thérapeutique (patient et entourage)

ÉTIOLOGIES

Hypoglycémies du patient diabétique

- **jeune** prolongé avec mauvaise adaptation du traitement
- retard d'alimentation par rapport à la prise du traitement
- **erreur diététique**
- **erreur de dose**/d'injection d'insuline +++ (penser aux lipodystrophies, aux erreurs de stylo injecteur)
- erreur de dose ou de prise d'insulinosecréteurs (sulfamides, glinides) ou surdosage (insuffisance rénale +++)
- **activité physique** prévue ou non
- consommation d'**alcool**
- nouveau traitement ou arrêt d'un traitement (glucocorticoïdes +++)

Souvent il n'y a pas de cause clairement identifiée…

Elles sont **d'autant plus fréquentes que le patient est proche des objectifs (HbA1c < 7 %)** et/ou qu'il existe une comorbidité associée :

- insuffisance rénale ou hépatique
- neuropathie autonome et gastroparésie
- âge
- diabète très déséquilibré depuis plusieurs mois…

Hypoglycémies du patient non diabétique

- **hypersécrétion d'hormone hypoglycémiante**
  - médicaments
    - **insuline** et ses analogues, **sulfamides** hypoglycémiants et **glinides** (rechercher une *prise cachée* +++ = épreuve de jeûne ; dosage urinaire des sulfamides et des glinides)
    - quinolones
    - **quinine et dérivés de l'artémisine**
    - pentamidine
    - salicylés à fortes doses
    - indométacine
    - glucagon
    - dextropropoxyphène
  - *insulinome* +++ *:* tumeur endocrine sécrétante du pancréas la plus fréquente, bénin dans 90 % des cas, isolé ou dans le cadre d'une néoplasie endocrinienne multiple de type 1 (NEM1 : dans cette localisation, les tumeurs neuro-endocrines non sécrétantes du pancréas sont néanmoins les plus fréquentes) :
    - **hypoglycémies profondes avec signes de neuroglucopénie majeurs** et prise de poids (liée aux resucrages)
    - diagnostic sur **épreuve de jeûne** (jeûne strict pendant 24 à 72 heures) : insuline et/ou pro-insuline et/ou peptide C dosables en regard d'une hypoglycémie avec absence d'élévation des corps cétoniques
    - diagnostic topographique sur **scanner du pancréas et écho-endoscopie digestive, et éventuellement IRM**
    - traitement par exérèse chirurgicale +/- analogues de la somatostatine ou inhibiteurs de mTOR (everolimus), ou diazoxide, en cas d'échec ou de non-opérabilité
  - *nésidioblastose* (hyperplasie des cellules β de Langherans)
  - *hypoglycémie auto-immune* (anticorps anti-insuline : contexte auto-immun ou syndrome paranéoplasique du myélome +++)
  - *tumeur mésenchymateuse* sécrétant de l'IGF2

- **défaut de sécrétion des hormones hyperglycémiantes (= de contre-régulation : cortisol et GH +++)**
  - *insuffisance surrénalienne ou corticotrope*
  - *insuffisance somatotrope*
  - *panhypopituitarisme*

- **déficit de la néoglucogenèse**
  - *insuffisance rénale* (dialyse)
  - *insuffisance hépatique aiguë*
  - *alcoolisme* chronique +++ et intoxication éthylique aiguë
  - *carence d'apport* (malnutrition, anorexie)
  - *sepsis sévère* (accès palustre +++)
  - *acidose lactique*
  - *anomalies de la néoglucogenèse* (glycogénoses)

- **dumping syndrome (post-chirurgie bariatrique +++)**

- **hypoglycémie post-stimulative (ou fonctionnelle)**
  - hypoglycémies survenant essentiellement à distance (3 à 4 heures) de repas riches en glucides simples et/ou à index glycémique élevé
  - rarement inférieures à 0,60 g/L
  - prédominance de signes adrénergiques +++
  - diagnostic sur HGPO à 75 grammes de glucose sur 4 heures ou repas test
  - traitement : conseils diététiques (diminuer les glucides à index glycémique élevé et fractionnement des repas)

▶ **Liens transversaux**

Item n° 245 Diabète sucré de types 1 et 2 de l'enfant et de l'adulte. Complications

Icono-clé

+ Fiche de resucrage

QUESTIONS D'ENTRAÎNEMENT

27. QRM/Parmi les situations cliniques suivantes, laquelle ne peut pas être responsable de la survenue d'hypoglycémies chez une patiente de 27 ans ?
    A. Traitement par artémether-luméfantrine
    B. Glycogénose de type 1
    C. Insuffisance somatotrope
    D. Traitement par répaglinide
    E. Gastric by-pass

28. QRM/Madame O., 34 ans, est conduite aux urgences de l'hôpital en raison d'un malaise sur la voie publique en rapport avec une hypoglycémie. Parmi les données suivantes, la(es)quelle(s) vous orienterai(en)t vers une origine organique de cette hypoglycémie ?
   A. Amaigrissement
   B. Antécédent d'hyperparathyroïdie primitive
   C. Glycémie lors d'un malaise à 0,38 g/L (2.1 mmol/L)
   D. Hypoglycémie survenant à distance des repas
   E. Hypoglycémie survenant à jeun
   F. Palpitations lors des épisodes
   G. Prise de poids
   H. Troubles neurologiques lors des épisodes

29. QRM/Un patient de 67 ans diabétique de type 2 traité par glimépiride est transféré aux urgences par les Sapeurs Pompiers en raison d'un malaise sur la voie publique. Le patient est inconscient avec un score de Glasgow évalué à 9, la tension artérielle est à 86/44 mmHg et les pulsations à 89 bpm. Vous mesurez une glycémie capillaire à 0,12 g/L. Quelle est votre prise en charge thérapeutique immédiate ?
   A. Intubation oro-trachéale
   B. Resucrage per os avec du jus de fruit
   C. Resucrage IV avec 2 ampoules de sérum glucosé à 30 %
   D. Injection intra-musculaire de glucagon
   E. Perfusion de sérum glucosé à 5 %

N° 239. Goitre, nodules thyroïdiens, cancers thyroïdiens

- Diagnostic des goitres et nodules thyroïdiens.
- Argumenter l'attitude thérapeutique et planifier le suivi du patient.

▶ Statistiques ECN

Jamais posée

▶ En quelques mots clés

- Nodule toxique
- TSH
- Thyroïdite
- Goitre multinodulaire
- Calcitonine
- Cancer médullaire

Dix commandements

- ✓ Tu réaliseras une échographie thyroïdienne devant toute suspicion de goitre ou de nodule thyroïdien
- ✓ Tu ne prescriras pas d'échographie thyroïdienne en l'absence d'un contexte clinique ou biologique spécifique d'une affection thyroïdienne
- ✓ Tu doseras uniquement la TSH en première intention dans les goitres et nodules thyroïdiens
- ✓ Tu doseras la calcitonine devant tout nodule thyroïdien avec une TSH normale
- ✓ Tu réaliseras une cytoponction à l'aiguille fine pour tout nodule présentant des critères cliniques, biologiques et/ou échographiques suspects
- ✓ Tu ne prescriras pas de lévothyroxine dans le seul but de faire diminuer la taille d'un nodule thyroïdien
- ✓ Tu ne prescriras une scintigraphie thyroïdienne qu'en cas de TSH abaissée
- ✓ Tu demanderas un avis spécialisé chez l'enfant/adolescent et la femme enceinte
- ✓ Tu demanderas un avis spécialisé devant toute élévation de la calcitonine
- ✓ Tu rechercheras une Néoplasie Endocrinienne Multiple de type 2 devant tout carcinome médullaire de la thyroïde

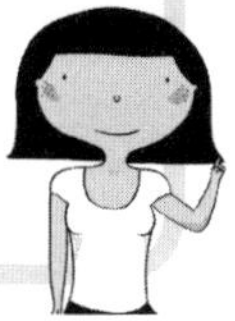

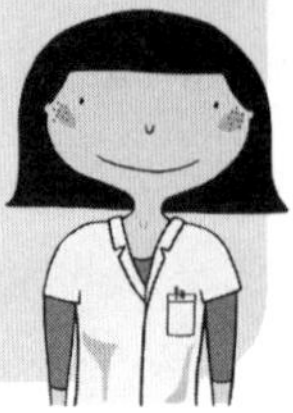

La question

Physiologie de la thyroïde

- Unité fonctionnelle = *vésicule thyroïdienne*
  - *à la membrane basale* de la cellule thyroïdienne : **récepteur de la TSH, NIS** (transporteur de l'iodure)
  - *à la membrane apicale* (au contact de la colloïde) : thyropéroxydase (**TPO** ; organification de l'Iode), système régénérateur d'H_2O_2, le transporteur apical de l'Iodure est inconnu
  - *Cellules C* (en petit nombre entre les vésicules) = sécrétion de **calcitonine**
  - Les besoins en Iode sont de 150 µg/j et de 250 µg/j chez la femme enceinte.

Goitre

Définition

- Un goitre est une **augmentation du volume thyroïdien** par rapport à la norme pour le sexe, l'âge et la taille (pour l'adulte, en France : F < 18 ml, H < 20 ml).
- La croissance de la thyroïde est sous la dépendance de la TSH, en interaction avec la disponibilité en iode. En cas de carence iodée, les cellules thyroïdiennes sont plus sensibles à la TSH (goitre avec TSH normale).
- Cliniquement, la **thyroïde est bien visible et palpable** dans son ensemble. Le diagnostic est **confirmé par la mesure du volume thyroïdien par échographie** selon la formule : **(L x l x hauteur) x 0,52** (voir images ci- dessous).

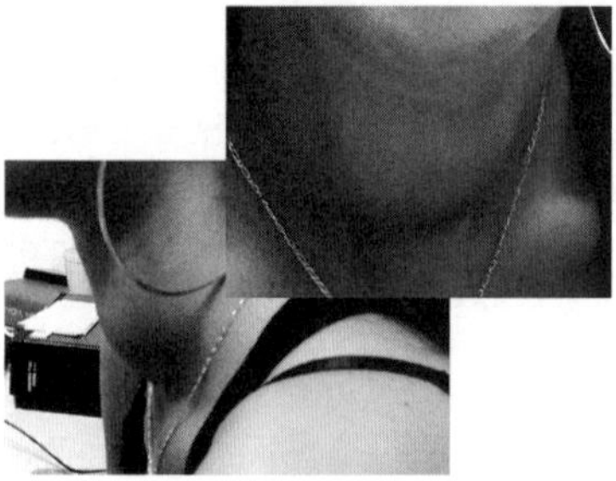

Étiologies

- Goitre simple
- Goitre multinodulaire
- Thyroïdites (Hashimoto, Basedow, de Quervain…)

Exploration d'un goitre

- **Clinique = goitre**
  - **consistance** et hétérogénéité (mollasse, ferme et irrégulier, nodules),
  - **mobilité** à la déglutition
  - **signes de compression** (*4D* = douleur, dysphagie, dyspnée, dysphonie ; signe de Pemberton ; syndrome cave supérieur)
  - **adénopathies** cervicales

- **Biologie**
  - **TSH** : normale dans le goitre simple, sa diminution permet de dépister un passage en hyperthyroïdie
  - **Anticorps anti-thyroïdiens** (*antiTPO*, plus utiles qu'anti-thyroglobuline +++) : négatifs dans le goitre simple, leur positivité permet le diagnostic de thyroïdite

- **Imagerie**
  - **Échographie ++** : évaluation précise du volume et de l'aspect de la thyroïde (homogène et isoéchogène dans le goitre simple), description précise des nodules dans les goitres multinodulaires
  - **Scintigraphie** : utile seulement en cas de TSH basse, pour repérer les nodules hyperfixants (chauds) qui selon les cas n'éteignent pas ou éteignent le reste du parenchyme thyroïdien (nodule[s] extinctif[s] dans ce cas)
  - **Scanner thoracique (non injecté ++) ou IRM** pour l'exploration des goitres plongeants : topographie par rapport aux vaisseaux et à la trachée (déviation de la trachée).

Goitre simple et multinodulaire

- **Physiopathologie**
  - Facteurs nutritionnels : **carence en iode** (zones endémiques) => mécanisme d'adaptation de la thyroïde à type d'hyperplasie qui assure la persistance d'une synthèse hormonale de T4 et de T3 malgré des apports nutritionnels en iode

insuffisants (pas d'augmentation de la TSH mais augmentation de la sensibilité des cellules thyroïdiennes à la TSH)
- Facteurs génétiques : **sexe féminin, terrain familial**
- Facteurs hormonaux : **estrogènes, grossesses ++** (augmentation du volume de la thyroïde de 10 à 20 % durant toute grossesse)
- **Tabac :** facteur favorisant +++
- Facteurs médicamenteux : amiodarone +++ (si hypothyroïdie non reconnue et traitée), lithium…

- **Histoire naturelle**
  - **Goitre diffus** (hyperplasie homogène) qui peut régresser, rester stable ou se compliquer en cas de facteur favorisant (grossesse…)
  - **Goitre multinodulaire** (lésions irréversibles)
  - **Goitre multinodulaire toxique** : nodules qui s'autonomisent vis-à-vis de la TSH (nodules chauds) = hyperthyroïdie. Favorisé par la surcharge iodée +++ (amiodarone, injection de produit de contraste)
  - **Goitre compressif** (surtout les goitres plongeants à développement endothoracique) : dyspnée inspiratoire (trachée), dysphonie (nerf récurrent), dysphagie (œsophage), syndrome cave supérieur (veine cave)

Goitres secondaires à une thyroïdite

Les thyroïdites chroniques sont fréquemment responsables d'un goitre :
- Thyroïdite de Hashimoto (sauf dans sa forme atrophique)
- Thyroïdite subaiguë de De Quervain
- Thyroïdite du post partum
- Thyroïdite chronique fibreuse de Riedel
- Maladie de Basedow

Traitement

- **Goitre simple :** recharge en iode et traitement de substitution pour une période d'un an.
- **Prévention de la carence iodée** par comprimés d'iodure (ou complexes multivitaminés suffisamment enrichis en iode) chez les femmes enceintes.
- **Traitement substitutif** en cas d'hypothyroïdie.
- **Les goitres multinodulaires sont peu influencés par un traitement frénateur (TSH basse) par Lévothyroxine :** ce traitement favorise à long terme l'ostéoporose et les cardiopathies, il peut aussi aggraver une situation pré-toxique (pré-extinctive).

- **Surveillance** régulière pour dépistage des complications +++
- **Traitement radical** (thyroïdectomie, iode radioactif) en cas de goitre multinodulaire toxique ou de goitre compressif

Nodule thyroïdien

Définition

Un nodule thyroïdien est une hypertrophie localisée de la thyroïde.
Les nodules thyroïdiens sont **fréquents**, **bénins** dans 95 % des cas +++, avec une nette **prédominance féminine** (sex ratio à 2-3 femmes pour 1 homme).
Leur prévalence (4 % clinique, 30-60 % par échographie) augmente avec l'âge.
La grossesse est un facteur favorisant, de même que la carence en iode et la radiothérapie.

Évaluation

- **Enjeux**
  - Bénin/Malin
  - Simple/Toxique (= sécrétant = chaud = hyperfonctionnel)
  - Asymptomatique/Symptomatique (compression, fonction, cosmétique, anxiété…)

- **Démarche diagnostique**
  - Interrogatoire
    - Antécédents personnels et familiaux de cancer thyroïdien
    - Antécédent d'irradiation cervicale (+++ avant l'âge de 20 ans)
    - Caractère évolutif du nodule
    - Signes de compression
    - Signes d'hypo- ou d'hyperthyroïdie
    - Diarrhée, flush
    - Altération de l'état général
  - Examen clinique
    - Taille, consistance, adhérence du nodule
    - Adénopathie satellite
    - Schéma

- **Dosage de la TSH en première intention +++**
  - **TSH normale** : nodule bénin (95 %) ou malin (5 %) ?
    = Arguments cliniques, biologiques, radiologiques, cytologiques
  - **TSH basse** : probable nodule sécrétant : indication d'une scintigraphie thyroïdienne à l'iode ^{123}I ou au technétium ^{99m}Tc : nodule hyperfixant avec/ou non extinction du reste du parenchyme thyroïdien
  - **TSH élevée** : rare +++, probable thyroïdite à forme nodulaire = doser les anticorps antithyroïdiens

- **Échographie cervicale**
  - Examen **essentiel +++**
  - *Opérateur entraîné et méticuleux*
  - **Mesure des nodules** dans les trois plans **et topographie** des nodules qui doivent être numérotés et portés sur un **schéma**
  - Caractéristiques de chaque nodule, du parenchyme non nodulaire, des **éventuels ganglions lymphatiques**
  - **Classifier les nodules selon classes reconnues (TiRADS, ATA),** ce qui permet de sélectionner, en s'aidant du contexte et des données cliniques, le(les) nodule(s) à ponctionner

	Suspect de Malignité	Plus volontiers Bénin
Arguments cliniques	• Terrain : homme, enfant/ado ou personne âgée • Antécédent d'irradiation cervicale • Antécédents familiaux de cancer thyroïdien • Pathologies à risque (polypose digestive…) • *Palpation :* **nodule ferme, dur, irrégulier,** adhérent, de plus de 3 cm *(pas plus souvent malin mais si malin plus sévère, donc cancer à éliminer)* • Signes compressifs • Adénopathies cervicales	• Terrain : femme • *Palpation :* nodule mou, rond, régulier, mobile

	Suspect de Malignité	Plus volontiers Bénin
Arguments biologiques	• Calcitonine élevée	• TSH basse (nodule toxique)
Arguments échographiques	• *Hypoéchogène* (+++ si forte = muscles du cou) • Contours irréguliers • Forme (diamètre antéro-post > largeur) • Halo épais • Microcalcifications +++ • Hypervascularisation interne • Adénopathies suspectes	• Hyperéchogène • Kystique • Aspect spongiforme (Halloween) • Halo complet et fin
Arguments scintigraphiques *(indiquée seulement si la TSH est basse)*	• Hypofixation	• Hyperfixation
Arguments TEP au 18-FDG *(TEP non utile au diagnostic mais fréquents incidentalomes lors d'une TEP au 18-FDG)*	• Hypermétabolisme focalisé	• Hypermétabolisme diffus de toute la thyroïde
Arguments cytologiques (cytoponction)	• Anomalies cytologiques (nucléaires +++)	• Bonne différenciation

La cytoponction à l'aiguille fine
C'est l'examen le plus sensible. Elle est indispensable pour tout nodule cliniquement ou échographiquement suspect. Elle contribue à la surveillance des nodules non opérés. ***Résultats exprimés selon la Classification de Bethesda :*** • **Non diagnostique :** absence de cellules, ou matériel cytologique non analysable : répéter la cytologie à 3 mois • **Bénin :** moins de 3 % de cancers : surveillance clinique et échographique à 1 an • **Lésion vésiculaire de signification indéterminée :** 5 à 15 % de cancers : répéter la cytologie à 6 mois • **Tumeur vésiculaire/tumeur oncocytaire :** 15 à 30 % de cancers : chirurgie le plus souvent • **Lésion suspecte de malignité :** 60 à 75 % de cancers : chirurgie • **Malin : > 97 % de cancers :** chirurgie

Étiologies

- **Nodule simple**
- **Nodule toxique**: hyperthyroïdie
- **Thyroïdite subaiguë à forme nodulaire**: nodule douloureux, fièvre
- **Thyroïdite lymphocytaire**: hypothyroïdie
- **Cancer**: signes de compression, adénopathies
- **Kyste**
- **Hématocèle**: nodule douloureux d'apparition rapide ou brutale

Cas Particuliers

- **Nodule(s) avec calcitonine très augmentée (> 100 µg/l)**: prise en charge très spécialisée +++ (recherche d'arguments pour une NEM2, bilan d'extension, élimination d'une autre tumeur à calcitonine qu'un Carcinome Médullaire de la Thyroïde, chirurgie spécifique par un chirurgien expert).
- **Nodule(s) avec calcitonine peu augmentée (< 100 µg/l)**: prise en charge très spécialisée avec dosage *in situ* de calcitonine pour les nodules suspects (liquide de rinçage de l'aiguille de ponction) ; puis prise en charge comme ci-dessus.
- **Nodule chez la femme enceinte**:
  - *découvert avant la mi-grossesse et suspect* cliniquement ou échographiquement = cytoponction car chirurgie possible durant second trimestre seulement ;
  - *découvert à la fin du 2e trimestre ou après* = évaluation complète après l'accouchement.

Traitement

- *Chirurgie* (lobectomie +/- thyroïdectomie totale avec curage en fonction de l'anatomopathologie extemporanée et du caractère strictement unilatéral ou non de la dystrophie nodulaire) indiquée pour :
  - les nodules suspects cliniquement, échographiquement ou cytologiquement
  - les nodules avec suspicion de Cancer Médullaire de la Thyroïde
  - les nodules chauds (qui peuvent aussi être traités par Iode radio-actif).
- *Ponction évacuatrice* pour les formations kystiques (kyste, hématocèle).
- *Surveillance* (clinique, échographique +/- cytologique) indiquée pour les nodules non suspects.
- *Traitement frénateur par lévothyroxine*: d'efficacité très limitée +++ (prévention de l'aggravation de la dystrophie nodulaire surtout), et expose au risque d'hyperthyroïdie fruste iatrogène (os, cœur…)

Cancer thyroïdien

Environ 5 % des nodules thyroïdiens sont des cancers. Le pronostic est fonction de la différentiation.
Les facteurs de risque sont les antécédents personnels d'irradiation cervicale dans l'enfance, les antécédents familiaux de cancer thyroïdien, certaines affections prédisposantes (acromégalie, obésité, polypose colique, maladie de Cowden, complexe de Carney, syndrome de MacCune-Albright).
L'incidence des cancers de la thyroïde augmente linéairement depuis les années 1970. Cette augmentation concerne la femme comme l'homme, et surtout les micro-cancers (< 1 cm).

Présentation clinique

- Nodule thyroïdien ferme, dur, irrégulier
- Adénopathies cervicales
- Signes de compressions
- Signes généraux
- Goitre avec augmentation récente de volume
- Métastases (Os+++)

Évaluation

- *Biologie :* TSH **(et T4l si TSH anormale)**
- *Marqueurs tumoraux :* calcitonine, ACE
- *Échographie cervicale*
- *Cytoponction à l'aiguille fine*
- *Bilan d'extension loco-régionale* (scanner cervico-thoracique, bilan ORL avec laryngoscopie, autres imageries selon le contexte)

Le **dosage de la thyroglobuline** n'a pas d'intérêt diagnostique, mais est **indispensable dans la surveillance des cancers thyroïdiens opérés.**

Étiologies et traitement : propositions thérapeutiques après discussion du cas en RCP +++

- **Cancer papillaire (85 % des cas)**
  - Développé aux dépens des cellules vésiculaires de la thyroïde

- Diagnostic anatomopathologique basé sur les aspects des noyaux cellulaires, pas sur l'architecture
- Souvent multifocal
- Évolution lente, cancer peu agressif, le plus souvent (mais variants histologiques plus agressifs)
- Très lymphophile +++ (adénopathies cervicales ou médiastinales), métastases possibles (poumons, os…) dans les formes agressives ou de diagnostic tardif
- Traitement chirurgical (thyroïdectomie totale habituellement)
- Curage prophylactique débattu
- Curage curatif selon contexte (échographie pré-opératoire +++, constatations opératoires)
- Traitement par iode radio-actif (IRA-thérapie) selon gradation et recommandations

- **Cancer vésiculaire (10 % des cas)**
  - Développé aux dépens des cellules vésiculaires
  - Diagnostic anatomopathologique basé sur les aspects architecturaux : effraction pseudo-capsule du nodule ou invasion vasculaire
  - Évolution lente, cancer peu agressif, le plus souvent (mais variants histologiques plus agressifs)
  - Dissémination hématogène (poumon, os, cerveau)
  - Traitement chirurgical et par Iode radioactif comme pour le cancer papillaire

- **Cancer médullaire de la thyroïde (CMT) (environ 5 % des cas)**
  - Développé aux dépens des cellules C parafolliculaires
  - Marqueur biologique spécifique : **augmentation de la calcitonine +++**
  - Absence de fixation de l'iode radioactif
  - Néoplasie endocrinienne multiple de type 2 (ou CMT familial isolé) dans un quart des cas (mutation du proto-oncogène RET)
  - Clinique : diarrhée motrice, flush
  - Traitement par chirurgie spécifique, et parfois radiothérapie ou thérapies moléculaires ciblées

Néoplasie endocrinienne multiple de type 2 (CMT dans 100 % des cas)
Type 2a • CMT • Phéochromocytome • Hyperparathyroïdie primaire
Type 2b • CMT • Phéochromocytome • Névromes sous-muqueux • Syndrome marfanoïde

- **Cancer anaplasique**
  - Cancer indifférencié
  - Sujet âgé
  - Absence de fixation de l'iode radioactif
  - Cancer agressif, métastases précoces, pronostic effroyable
  - Urgence thérapeutique
  - Traitement par chirurgie et radio-chimiothérapie

- **Autres cancers**
  - lymphome
  - métastases

▶ **Liens transversaux**

Item n° 240 Hyperthyroïdie
Item n° 241 Hypothyroïdie

Icono-clé

+ Goitre

Liens bibliographiques, pour aller plus loin

- Consensus SFE 2009 – Prise en charge des nodules thyroïdiens
  http://www.sfendocrino.org/_images/mediatheque/articles/pdf/recommandations/2011%20presse%20med%20recommandations%20sfe%20pour%20la%20prise%20en%20charge%20des%20nodules%20thyroidiens.pdf
- Recommandations de l'ATA 2014 (à paraître cette année)

QUESTIONS D'ENTRAÎNEMENT

30. QRM/Dans le cadre de l'exploration d'un nodule thyroïdien, quel(s) argument(s) clinique(s) vous ferai(en)t suspecter un nodule potentiellement malin ?
    A. Âge de 15 ans à la découverte
    B. Antécédent d'irradiation cervicale
    C. Antécédent familial de polypose colique
    D. Existence de flushs
    E. Existence d'un goitre multinodulaire
    F. Nodule douloureux
    G. Présence d'adénopathies cervicales
    H. Sexe féminin

31. QRM/Parmi les dosages suivants, le(s)quel(s) est(sont) utile(s) à la surveillance d'un homme de 53 ans atteint d'un cancer thyroïdien vésiculaire ayant bénéficié d'une thyroïdectomie totale avec totalisation par IRA-thérapie à l'iode 131 ?
    A. TSH
    B. Thyroglobuline
    C. ACE
    D. Anticorps anti-TPO
    E. Anticorps anti-thyroglobuline

32. QRM/Une femme de 60 ans est opérée pour un nodule du lobe droit de la thyroïde, isolé, sans adénopathie satellite, sans signe de compression ni de dysthyroïdie. L'examen histologique est en faveur d'un carcinome médullaire thyroïdien. Quel(s) marqueur(s) biologique(s) aurai(en)t pu contribuer au diagnostic avant l'intervention ?
    A. AFP
    B. Thyroglobuline
    C. Thyrocalcitonine
    D. Chromogranine A
    E. Thyroperoxydase

N° 240. Hyperthyroïdie

- Diagnostiquer une hyperthyroïdie.
- Argumenter l'attitude thérapeutique et planifier le suivi du patient.

▶ Statistiques ECN

Jamais posée

▶ En quelques mots clés

- TSH
- Orbitopathie
- Antithyroïdiens de synthèse
- Thyrotoxicose
- Thyroïdectomie
- IRA-thérapie
- Basedow
- Insuffisance cardiaque

Dix commandements

- ✓ Tu évoqueras une hyperthyroïdie devant l'association de signes cliniques et biologiques peu spécifiques
- ✓ Tu penseras à l'hyperthyroïdie devant une altération de l'état général isolée ou devant une cachexie chez la personne âgée
- ✓ Tu penseras à l'hyperthyroïdie devant une avance staturale et une hyperactivité chez l'enfant
- ✓ Tu doseras la TSH en première intention en cas de suspicion d'hyperthyroïdie
- ✓ Tu contrôleras systématiquement le bilan thyroïdien devant toute ACFA inaugurale
- ✓ Tu élimineras une cause iatrogène à toute hyperthyroïdie
- ✓ Tu contrôleras systématiquement le bilan thyroïdien de ton patient avant la mise en route d'un traitement par amiodarone
- ✓ Tu prescriras une contraception efficace à toute femme en âge de procréer atteinte d'hyperthyroïdie
- ✓ Tu surveilleras la NFS des patients traités par anti-thyroïdiens de synthèse pour dépister une agranulocytose iatrogène
- ✓ Tu feras prendre en charge de façon pluridisciplinaire et spécialisée une hyperthyroïdie durant la grossesse ou en cas d'orbitopathie associée

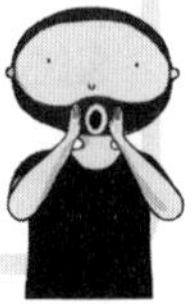

La question

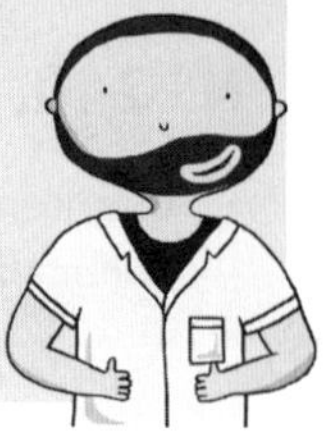

DÉFINITION

La thyroïde sécrète, **sous le contrôle de la TSH**, produite par l'hypophyse, de la T4 et de la T3.

La **thyroïde produit majoritairement de la T4** (85 %), qui est convertie dans les tissus cibles en hormone active, la T3.

Il existe un **rétrocontrôle négatif de la T3** (circulante ou surtout produite localement à partir de la T4) sur la sécrétion de TSH. La T4 et la T3 circulent dans l'organisme sous une forme liée aux protéines de transport (TBG et albumine surtout) et sous une forme libre (fraction libre dosée en routine).

L'excès d'hormones thyroïdiennes actives est responsable de signes cliniques et biologiques constituant le *syndrome d'hyperthyroïdie, ou thyrotoxicose.*

La **prévalence est d'environ 1,5 %,** avec une nette **prédominance féminine** (sex ratio de 7/1).

La TSH stimule la biosynthèse des hormones thyroïdiennes par l'intermédiaire d'un récepteur membranaire, le récepteur de la TSH.

Chacune des protéines impliquées dans la biosynthèse de T4 et T3 (Récepteur de la TSH [RcTSH], Thyropéroxydase [TPO], Thyroglobuline [Tg]) peut être reconnue comme un auto-antigène et participer au développement des maladies thyroïdiennes auto-immunes.

SIGNES D'APPEL

Les symptômes de l'hyperthyroïdie *ne sont pas spécifiques*. C'est leur association qui fait évoquer le diagnostic +++.
Leur intensité dépend du degré d'hyperthyroïdie (en pratique appréciée par les taux de T4l et T3l), de son ancienneté, de sa rapidité d'installation et du terrain.

Signes fonctionnels	Signes cliniques	Signes biologiques
• Palpitations • Dyspnée d'effort • Nervosité, labilité de l'humeur, insomnie • Asthénie • Thermophobie • Amaigrissement rapide malgré hyperphagie, prise de poids possible (femme jeune) • Polydipsie • Diarrhées • Troubles des règles, mais fertilité conservée	• Tachycardie sinusale • Eréthisme cardiaque, souffle systolique d'hyperdébit • HTA systolique (rare) • Tremblements des extrémités • Hypersudation (mains chaudes et moites) • Amyotrophie des racines (signe « du tabouret ») • ROT vifs et symétriques • Rétraction de la paupière supérieure (*innervation sympathique du muscle de Muller*) si hyperthyroïdie intense	• Leuconeutropénie avec lymphocytose relative • Élévation des enzymes hépatiques • Diminution du cholestérol et des triglycérides • Hypercalcémie • Hyperglycémie, aggravation d'un diabète associé • Hypokaliémie avec pseudoparalysie (rare)

COMPLICATIONS ET FORMES PARTICULIÈRES

C'est souvent le terrain qui détermine la gravité de l'hyperthyroïdie.

- **Cardiothyréose**
  - **Manifestations :** ACFA, insuffisance cardiaque droite ou globale à débit élevé ou normal, aggravation d'une insuffisance coronaire.
  - **Terrain :** pathologie cardiaque sous-jacente, personnes âgées.
  - **Traitement :** hospitalisation, bêtabloquants, anticoagulation, traitement spécifique en cas d'insuffisance cardiaque. Contre-indication à la cardioversion en cas d'ACFA tant que l'hyperthyroïdie persiste +++.

- **Ostéoporose : femmes ménopausées +++**

- **Femmes enceintes : prise en charge spécialisée impérative +++**
  - **Thyrotoxicose gestationnelle du 1er trimestre** (effet stimulant de l'hCG sur le récepteur de la TSH, 2 % des grossesses, volontiers associé à une hyperémèse gravidique) ou véritable maladie de Basedow (0,2 % des grossesses)

- **Maladie de Basedow**
  - Risques : passage transplacentaire des anticorps anti-RcTSH (= *hyperthyroïdie fœtale* avec goitre fœtal, risque majeur pour le fœtus), passage transplacentaire des antithyroïdiens de synthèse (= *hypothyroïdie* et goitre fœtal), possible *hyperthyroïdie néonatale* transitoire en cas de fort taux d'anti-RcTSH ; risques spécifiques des antithyroïdiens (carbimazole et méthimazole > thiouracyles)
  - Traitement et surveillance en milieu spécialisé +++ : objectif = trouver le bon équilibre entre l'hyperthyroïdie maternelle et l'hypothyroïdie fœtale

- **Enfants**
  - **Clinique :** avance staturale, hyperactivité, troubles scolaires.
  - **Étiologies :** maladie de Basedow a priori, nodules toxiques (rares), syndrome de résistance aux hormones thyroïdiennes (rare), mutation activatrice du récepteur de la TSH (très rare).
  - **Si Basedow :** orbitopathie plus rare, récidives plus fréquentes

- **Personne âgée**
  - **Clinique :** altération de l'état général, cachexie, insuffisance cardiaque peuvent être les seuls signes d'hyperthyroïdie ; *ACFA possible sans signes nets d'hyperthyroïdie* +++

Urgence thérapeutique = la crise aiguë thyrotoxique

- Exceptionnelle mais grave (mise en jeu du pronostic vital), **milieu specialisé**
- **Manifestations :** fièvre, déshydratation, troubles cardiovasculaires, troubles neuropsychiques
- **Traitement :** hospitalisation en soins intensifs, mesures générales de réanimation, antithyroïdiens de synthèse à forte dose par sonde gastrique, bétabloquant par voie IV, corticothérapie +/- échanges plasmatiques, IRA-thérapie après 24h de traitement

DIAGNOSTIC POSITIF

- **Affirmer** l'hyperthyroïdie par le dosage de la **TSH : EFFONDREE**
- Évaluer la **sévérité** de l'hyperthyroïdie : dosage de la **T4l** et de la **T3l**

ÉTIOLOGIES

Etiologie	Contexte	Clinique	Biologie	Échographie	Scintigraphie
Causes auto-immunes					
Maladie de Basedow	*Cause la plus fréquente d'hyperthyroïdie* +++ Terrain : femme jeune Évolution spontanée par poussées et rémissions	Goitre homogène soufflant Orbitopathie Basedowienne (cf encadré) Myxoedème prétibial	Anticorps anti Rc TSH positifs	Goitre diffus, non nodulaire, vasculaire	Hyperfixation diffuse si réalisée (rarement utile au diagnostic)
Thyroïdite du post partum	Concerne 5 % des grossesses Phase d'hyperthyroïdie souvent silencieuse, suivie d'hypothyroïdie	Fatigue, troubles de l'humeur (non spécifiques) Non douloureuse	Anticorps anti TPO très positifs	Glande hypoéchogène	Blanche (rarement utile au diagnostic)
Thyroïdite de Hashimoto	Terrain : femme jeune Hashitoxicose dans la phase initiale, suivie d'hypothyroïdie	Goitre irrégulier, très ferme	Anticorps anti TPO très positifs	Glande hypoéchogène, hétérogène, pseudo-nodulaire	Fixation faible et hétérogène *(inutile au diagnostic)*
Nodules					
Adénome toxique	Terrain : âge plus avancé	Nodule palpable ou non	Absence d'anticorps	Nodule unique tissulaire ou partiellement kystisé	Hyperfixation du nodule avec extinction du reste du parenchyme (*aspect en drapeau japonais*)
Goitre multinodulaire toxique	Passage à la toxicité favorisé par une surcharge en iode	Goitre multinodulaire	Absence d'anticorps	Goitre multinodulaire	Alternance de plages hyperfixantes et éteintes (*aspect en damier*)

Cause « infectieuse »					
Thyroïdite subaiguë de De Quervain	Phase initiale d'hyperthy-roïdie, suivie d'hypothy-roïdie et d'une guérison en quelques mois	Syndrome grippal Fièvre Goitre dur et douloureux (+++)	CRP ou VS très élevées	Glande hypoéchogène	Absence de fixation
Causes iatrogènes					
Iode	Injection de produit de contraste iodé Amiodarone +++ Deux types : • type 1 : sur thyroïde pathologique • type 2 : sur thyroïde saine (effet toxique avec lyse des cellules)		Type 1 : anticorps anti-thyroïdiens possibles Type 2 : pas d'anticorps	Type 1 : dystrophie nodulaire, hyper-vascularisation Type 2 : glande homogène hypoéchogène	Type 1 : Fixation des nodules malgré la saturation en iode, ou fixation diffuse faible si Iode-Basedow Type 2 : absence totale de fixation
Hormones thyroïdiennes = *thyrotoxicose factice*	Profession para-médicale (accès aux médicaments)	Absence de goitre	Thyroglobuline effondrée	Pas de nodule, ni de zones hypoéchogènes, ni d'hypervascu-larisation	Absence de fixation
Interféron	Phase initiale d'hyperthyroïdie suivie d'hypothyroïdie Ou « Basedow like »		Anticorps anti TPO et anti-TG positifs AntiRcTSH si Basedow-like	Si hypothy-roïdie par lyse : aspect TPP (hypoéchogène) Si Basedow like : hypervasculari-sation	

Grossesse					
Thyrotoxicose gestationnelle transitoire	Concerne 2 % des grossesses Régresse spontanément après le deuxième trimestre (14-16 SA)	Nervosité Tachycardie Absence de prise de poids Hyperemesis gravidarum	Absence d'anticorps	Goitre homogène, hypervascularisation	**Scintigraphie contre-indiquée**
Causes rares ou très rares					
Adénome hypophysaire thyréotrope		Syndrome tumoral possible Signes d'autres atteintes hypophysaires	TSH normale ou élevée (inadaptée)		
Syndrome de résistance aux hormones thyroïdiennes	Terrain : enfant ; antécédents familiaux		TSH normale ou élevée (inadaptée)		
Mutation du récepteur de la TSH	Terrain : enfant, adulte jeune ; antécédents familiaux similaires	Peu intense mais récidive toujours à l'arrêt des ATS +++	Anticorps négatifs	Thyroïde homogène, non nodulaire, vasculaire	Hyperfixation diffuse
Métastase de cancer vésiculaire thyroïdien	Peut constituer le mode de découverte du cancer				

Attention : le profil biologique habituel sous amiodarone (T4l élevée mais TSH et T3l normales) ne doit pas être confondu avec une hyperthyroïdie à l'amiodarone (TSH basse). Le bilan thyroïdien doit être contrôlé avant et pendant toute la durée du traitement +++.

L'orbitopathie basedowienne ou dysthyroïdienne
• Spécifique de la maladie de Basedow et des thyropathies dysimmunitaires • Inconstante (50 % environ pour les formes moyennes à sévères) • Terrain : fumeurs ++
Physiopathologie : atteinte inflammatoire des tissus orbitaires et péri-orbitaires
Manifestations cliniques (précèdent [20 %], accompagnent [40 %] ou suivent [40 %] la thyrotoxicose) • Rétraction palpébrale • Exophtalmie bilatérale mais souvent asymétrique, axile, réductible • Signes inflammatoires : hyperhémie conjonctivale, chémosis, caroncule et repli-semi-lunaire inflammatoires, œdème et rougeur palpébrale, douleur spontanée ou mouvements oculaires, larmoiement, photophobie… • Diplopie
Orbitopathie maligne = urgence • **Exophtalmie irréductible et inocclusion palpébrale (ulcère de cornée)** • **Paralysie d'un muscle orbitaire** • **Atteinte du nerf optique (baisse de l'acuité visuelle)** • **Hypertonie oculaire**
Examen ophtalmologique spécialisé + IRM orbitaire
Traitement : • **Arrêt du tabac ++** • Éviter le passage en hypothyroïdie • Moyens non spécifiques : larmes artificielles, pommade de vitamine A, port de verres teintés, prismes en cas de diplopie • Orbitopathie maligne : hospitalisation pour bolus de corticoïdes +/- chirurgie de décompression • Orbitopathie sévère et inflammatoire : bolus de corticoïdes • Attention : risque d'aggravation en cas d'IRA-thérapie

TRAITEMENT

Traitement ambulatoire le plus souvent

Indications d'hospitalisation
• Crise aiguë thyrotoxique (urgence ++) • Cardiothyréose • Orbitopathie maligne • Forme cachectisante chez la personne agée • Hyperthyroïdie iatrogène sévère • Hyperthyroïdie gestationnelle avec hyperémèse gravidique • Maladie de Basedow évolutive chez la femme enceinte

Moyens non spécifiques

- Repos +/- arrêt de travail
- Sédatifs
- Bêtabloquants (propanolol) : action rapide qui permet d'attendre l'effet des traitements spécifiques
- **Contraception efficace ++**

Antithyroïdiens de synthèse (ATS)

- **Molécules**
  - Carbimazole (Néomercazole®) et Methimazole (Thyrozol®)
  - Propylthiouracile (Propylex®) et Benzylthiouracile (Basdène®)

- **Mode d'action**
  - Inhibition de la synthèse hormonale (n'empêche pas la sécrétion des hormones déjà synthétisée, d'où le délai d'action de 10 à 15 jours)
  - Inhibition de la conversion de T4 en T3 (pour les thiouraciles)
  - Effet suspensif (ne traite pas la cause)

- **Posologies**
  - Dose d'attaque adaptée au poids
  - Puis une fois l'euthyroïdie obtenue :

- soit titration de la dose d'ATS pour rester en euthyroïdie (surveillance +++ pour éviter les excursions en hypothyroïdie ou l'inverse)
- soit schéma avec maintien d'une dose importante d'ATS et supplémentation simultanée par Lévothyroxine (block and replace).

- **Effets indésirables**
  - Allergie avec **manifestations cutanées** (prurit, rash...)
  - Elévation des enzymes hépatiques, voire **hépatite toxique** (cytolytique et donc potentiellement grave avec les Thiouraciles)
  - Neutropénie
  - **Agranulocytose immunoallergique ou toxique** : rare mais grave
  - Agueusie

- **Surveillance biologique des effets indésirables**
  - **Bilan préthérapeutique +++ : NFS et β-hCG** (+ bilan hépatique)
  - **NFS toutes les semaines pendant six semaines et en urgence en cas de fièvre ou d'angine** (arrêter le traitement ++)
  - Suivi du bilan hépatique (ALAT, ASAT, Gamma GT et Ph. Alcalines) débattu +++

- **Surveillance biologique de l'hyperthyroïdie**
  - Dosage de la T4l à 15 jours et 1 mois de traitement
  - Dosage de la TSH lorsque la T4l est revenue dans la norme, mais inertie à la normalisation de la TSH +++
  - Puis dosages réguliers selon la clinique, l'observance obtenue, et les modalités de traitement (titration ou block and replace).

- **Traitement radical**
  - **Thyroïdectomie**
    - *Objectif = hypothyroïdie définitive avec le moins de tissu résiduel possible* dans de bonnes conditions de sécurité (récurrents, parathyroïdes)
    - Après préparation par ATS
  - **IRA-thérapie (traitement par iode radioactif ^{131}I) [= radiothérapie métabolique]**
    - *Objectif : obtenir rapidement une hypothyroïdie définitive*
    - Modalité : dose ablative d'Iode radio-actif (forfaitaire ou calculée/fixation) après préparation par ATS (arrêt des ATS 8 jours avant l'administration d'iode radioactif)
    - Contre indication chez la femme enceinte +++
    - Contre-indiqué si orbitopathie sévère et active ; dans les autres formes d'orbitopathie un traitement prophylactique par corticoïdes est impératif

    - Délai d'action retardé de 1 à 2 mois, parfois nécessité d'une seconde dose après 6 à 12 mois
    - Suivi rapproché de la T4 l et de la TSH pour débuter dès que nécessaire la supplémentation en Lévothyroxine

- **Indications**
  - **Maladie de Basedow**
    - Pas de traitement étiologique disponible
    - Risque de **rechute** élevé (environ 50 %)
    - Attitude thérapeutique classique :
      Traitement médical prolongé par ATS pendant 1 à 2 ans
      En cas de rechute, un traitement radical sera d'autant plus volontiers proposé que le goitre est volumineux, les taux de T4l avant traitement sont élevés, que les anti-RcTSH étaient très élevés au diagnostic ou restent élevés après une ou plusieurs séquences de traitement.
    - **Surveillance prolongée +++ (surtout chez la femme en âge de procréer)**
  - **Adénome toxique et goitre multinodulaire toxique** après préparation par ATS, sauf dans les hyperthyroïdies peu intenses
    - Chirurgie
    - IRA-thérapie
  - **Hyperthyroïdie iatrogène induite par l'iode**
    - Arrêt du traitement responsable de la surcharge en iode (en coopération avec le cardiologue)
    - Moyens non spécifiques ++ (bêtabloquants, sédatifs)
    - Traitement spécifique à discuter en milieu spécialisé (ATS dans le type 1, corticothérapie dans le type 2, perchlorate de potassium à discuter)
  - **Thyroïdite subaiguë de De Quervain**
    - Traitement anti-inflammatoire (plutôt AINS, sauf dans les formes hyperalgiques)
    - Moyens non spécifiques (bêtabloquants)

▶ Liens transversaux

Item n° 239 Goitre, nodules thyroïdiens et cancers thyroïdiens
Item n° 241 Hypothyroïdie
Item n° 242 Adénome hypophysaire

Pense-bête thérapeutique

+ La concentration de TSH n'est à l'équilibre que 5 à 6 semaines après chaque modification de la production ou de l'apport de T4.

QUESTIONS D'ENTRAÎNEMENT

33. QRU/Parmi les éléments suivants, lequel ne caractérise pas une exophtalmie basedowienne ?
    A. Axile
    B. Pulsatile
    C. Réductible
    D. Indolore
    E. Bilatérale

34. QRM/Parmi les signes biologiques suivants, le(s)quel(s) peu(ven)t être observé(s) en cas d'hyperthyroïdie ?
    A. Hémoglobine dosée à 10,2 g/dL
    B. Leucocytes à 4 500/mm^3
    C. Cholestérol total à 3,45 g/L
    D. Glycémie à jeun à 9,4 mmol/L
    E. ASAT 34 UI/L, ALAT 28 UI/L
    F. GammaGT 345 UI/L
    G. Calcémie dosée à 2,66 mmol/L

35. QRM/Vous suivez une patiente traitée par thiamazole dans le cadre d'une maladie de Basedow. Ce traitement a permis la restauration d'une euthyroïdie clinique et biologique mais la patiente le supporte difficilement. Parmi les complications suivantes, la(es)quelle(s) est(sont) possiblement reliée(s) à cette molécule ?
    A. Agranulocytose
    B. Alopécie
    C. Agueusie
    D. Anémie
    E. Arthralgies
    F. Insuffisance rénale
    G. Cholestase
    H. Cytolyse hépatique
    I. Prurit

36. QRM/Mademoiselle T, 24 ans, se présente à votre consultation en raison de tremblements fins des extrémités, associés à une perte de poids, une thermophobie, une diarrhée et des troubles de l'humeur. Vous prescrivez un bilan dont les résultats préliminaires sont les suivants : TSH < 0.015 mUI/L, T4 34 pmol/L (N : 8-22), T3 14 pmol/L (N : 3-7). La patiente a également réalisé une scintigraphie thyroïdienne marquée au Tc^{99m} qui montre une absence totale de fixation du traceur. Quel(s) diagnostic(s) pouvez-vous évoquer chez cette patiente ?
A. Maladie de Basedow
B. Prise factice d'hormones thyroïdiennes
C. Thyroïdite subaiguë
D. Cancer thyroïdien
E. Ectopie thyroïdienne
F. Surcharge iodée
G. Adénome thyréotrope

37. QRM/Une femme de 32 ans, sans antécédents et ne prenant aucun traitement, a vu apparaître en l'espace de 3 mois : énervement, palpitations, amaigrissement et diarrhée. À l'examen clinique, il existe un tremblement fin des extrémités, une tachycardie et une augmentation modérée et homogène du parenchyme thyroïdien. Vous suspectez une hyperthyroïdie liée à une maladie de Basedow.
Quels sont les examens utiles pour confirmer ce diagnostic ?
A. Dosage de la TSH
B. Dosage des anticorps anti-TSH
C. Dosage des anticorps anti-récepteur de la TSH
D. Dosage des anticorps anti-thyroperoxydase
E. Scintigraphie thyroïdienne à l'iode 131

N° 241. Hypothyroïdie

- Diagnostiquer une hypothyroïdie chez le nouveau-né, l'enfant et l'adulte.
- Argumenter l'attitude thérapeutique et planifier le suivi du patient.

▶ **Statistiques ECN**

2014 (Dossier 7)

▶ **En quelques mots clés**

- TSH
- Goitre
- Traitement substitutif
- Centrale/Périphérique
- Thyroïdite
- Risque de coronaropathie

Dix commandements

✓ Tu penseras à l'hypothyroïdie devant des signes frustes ou des anomalies biologiques aspécifiques

✓ Tu doseras uniquement la TSH en première intention

✓ Tu ne dépisteras que les sujets à risque ou symptomatiques

✓ Tu te poseras la question d'une origine iatrogène à l'hypothyroïdie (iode, amiodarone, lithium, chirurgie, radiothérapie)

✓ Tu élimineras une origine centrale à l'hypothyroïdie (tumeur sellaire)

✓ Tu prescriras de manière exceptionnelle une scintigraphie (thyroïdite subaiguë)

✓ Tu tiendras compte des antécédents avant de démarrer un traitement : risque de coronaropathie/insuffisance surrénalienne

✓ Tu initieras ton traitement à dose progressive, en recherchant la dose minimale efficace

✓ Tu adapteras ton traitement pour normaliser la TSH

✓ Tu traiteras efficacement toute jeune femme susceptible d'être enceinte ou de le devenir à court terme

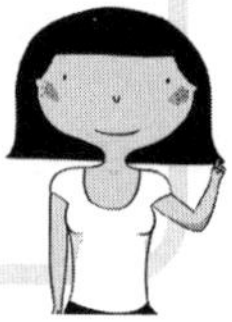

La question

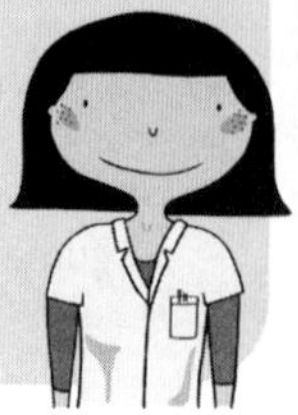

DÉFINITION

La thyroïde sécrète, par organification de l'iode, les **hormones périphériques actives (T4l et T3l) sous le contrôle de la TSH**, produite par l'hypophyse. Il existe un rétrocontrôle négatif de la T4l et de la T3l sur la sécrétion de TSH.
L'insuffisance en hormones thyroïdiennes actives est responsable de signes cliniques et biologiques constituant le syndrome d'hypothyroïdie.
La **prévalence est d'environ 2 % pour l'hypothyroïdie périphérique**, et de 0,005 % pour l'hypothyroïdie centrale, avec une **nette prédominance féminine** (sex ratio de 4/1).
Le **taux de TSH permet de connaître le niveau de l'atteinte responsable de l'hypothyroïdie** :

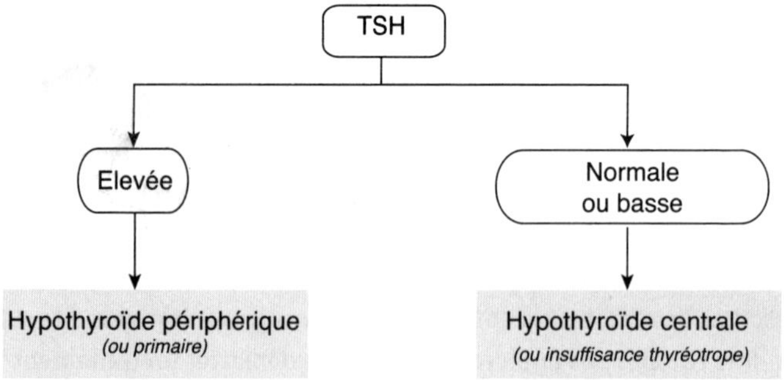

SIGNES D'APPEL

Les symptômes de l'hypothyroïdie sont le plus souvent d'allure banale, et non spécifiques.

Signes fonctionnels	Signes cliniques	Signes biologiques
• Frilosité • Constipation • Prise de poids (modérée) • Asthénie, Apathie • Syndrome dépressif • Anorexie • Hyposudation • Myalgies • Troubles du cycle menstruel (spanio- ou aménorrhée), infertilité	• Ralentissement idéo-moteur • Lenteur de la décontraction musculaire • Peau sèche • Pâleur cutanée • Dépilation de la queue des sourcils • Infiltration cutanéo-muqueuse (raucité de la voix, hypoacousie, macroglossie) • Hypothermie • Bradycardie • Bruits du cœur assourdis • Syndrome du canal carpien • Syndrome d'apnées du sommeil • Galactorrhée (par hyperPRL associée)	• Anémie • Allongement du temps de saignement • Hyponatrémie de dilution • Hypercholestérolémie • Hypertriglycéridémie • Augmentation des CPK • Hyperuricémie

Il existe des **formes plus spécifiques**, avec des complications d'organes :
- **cardio-vasculaires :** insuffisance cardiaque, péricardite, athérome coronarien, accident coronarien (en particulier à l'instauration du traitement substitutif ++) ;
- **neurologiques :** syndrome confusionnel, état dépressif, coma myxoedémateux.

Le **coma myxoedémateux** est rare mais très grave (50 % de mortalité). Il survient chez le **sujet âgé**, après une exposition au froid, une infection, une anesthésie, la prescription de sédatif…
- coma calme sans signe de localisation neurologique
- installation progressive
- hypothermie
- bradycardie
- hypotension artérielle
- bradypnée
- hypoglycémie
- hyponatrémie profonde

TOUT EST EN HYPO…

DIAGNOSTIC POSITIF

- **HYPOTHYROÏDIE PÉRIPHÉRIQUE**
  - **Affirmer l'hypothyroïdie = dosage de la TSH :** ÉLEVÉE
  - **Évaluer la sévérité de l'hypothyroïdie = dosage de la T4 libre :**
    - normale (hypothyroïdie fruste)
    - basse (hypothyroïdie patente)

- **HYPOTHYROÏDIE CENTRALE : pour affirmer l'hypothyroïdie = dosages**
  - **de la TSH :** basse ou anormalement normale
  - **de la T4 libre :** basse

Le test à la TRH, comme le dosage de la T3 libre, sont inutiles.
La **forme la plus fréquente est l'hypothyroïdie infraclinique, ou fruste,** souvent découverte sur un bilan systématique et soulève le problème de l'indication ou de la non-indication d'un traitement.

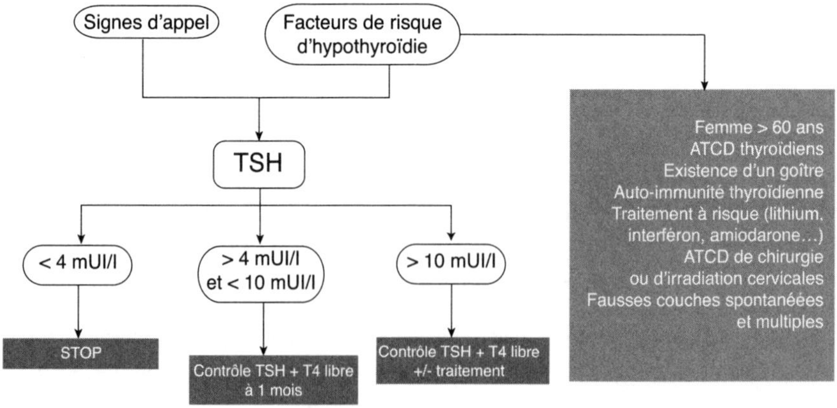

ÉTIOLOGIES

- **Causes périphériques (voir tableau ci-contre)**

Étiologies		Contexte	Clinique	Biologie
Auto immunes	**Thyroïdite chronique lymphocytaire (Hashimoto) À long terme : évolution vers la forme atrophique**	Association à d'autres atteintes auto-immunes personnelles ou familiales Terrain : femme > 50 ans Risque de lymphome thyroïdien	Initialement : Goitre ferme, indolore, non compressif, souvent pseudo-nodulaire Progression lente Au stade tardif : Thyroïde non palpable	Ac anti TPO positifs
	Thyroïdite du post-partum	6 % des grossesses Récidivante, souvent transitoire, parfois définitive	Hypothyroïdie entre 3 et 6 mois post-partum, parfois précédée d'une phase d'hyperthyroïdie	
Infectieuse	**Thyroïdite subaiguë de De Quervain**	Hypothyroïdie fruste et transitoire en phase de guérison (en aigu, hyperthyroïdie)	Thyroïde douloureuse, inflammatoire, granulomateuse	VS ou CRP à la phase aiguë
Iatrogènes	**Surcharge iodée**	Amiodarone +++	Contexte	Iodurie élevée
	Lithium			
	Antithyroïdiens de synthèse	Traitement d'une hyperthyroïdie		
	Irathérapie	Apparition précoce ou retardée de l'hypothyroïdie (jusqu'à 10 ans après)		
	Thyroïdectomie partielle ou totale			
	Radiothérapie cervicale			

Étiologies		Contexte	Clinique	Biologie
Autres causes	**Carence iodée**	Zones d'endémie	Crétinisme Goitre	
	Maladies infiltratives	Amylose, hémochromatose, sarcoïdose	Signes extra-thyroïdiens de la pathologie	
	Syndrome de résistance généralisée aux hormones thyroïdiennes	Rare	Présence d'un goitre	TSH, T4l, T3l élevées
Hypothyroïdie congénitale	**Ectopie thyroïdienne (50 %)** **Athyréose (25 %)** **Trouble de l'hormonogénèse (15 %)**	Période néonatale Traitement urgent	RCIU, hypotonie, ictère, hypothermie, difficultés d'alimentation	Dépistage systématique au test de Guthrie à J3 ou J4 de vie

L'échographie thyroïdienne n'est pas nécessaire au diagnostic. Si elle est réalisée, elle retrouve, dans les cas de thyroïdite, une échostructure hétérogène et hypoéchogène, et un petit goitre dans les thyroïdites du post partum.
La scintigraphie thyroïdienne est inutile au diagnostic d'hypothyroïdie.

- **Causes centrales**
  - Réflexe : rechercher d'**autres déficits hypophysaires** ++
  - Particularités cliniques : pas de goitre (pas de stimulation des cellules thyroïdiennes par la TSH) et pas d'infiltration myxoedémateuse
  - Diagnostic étiologique : **IRM hypothalamo-hypophysaire**
  - Étiologies :
    - Tumeur de la région sellaire (adénome, craniopharyngiome)
    - Selle turcique vide/Arachnoïdocèle
    - Hypophysite lymphocytaire
    - Syndrome de Sheehan (post-partum)
    - Séquelles de chirurgie
    - ATCD de radiothérapie, méningite, traumatisme crânien
    - Pathologie infiltrative : hémochromatose…

TRAITEMENT

Le traitement est **simple et efficace**, le plus souvent à vie et nécessite l'éducation du patient. Il est identique quelle que soit l'étiologie de l'hypothyroïdie et consiste en une **hormonothérapie substitutive**.
Molécules disponibles : Levothyroxine (T4), Liothyronine (T3)
Posologie évolutive au cours de la maladie (en particulier dans les thyroïdites).

- **Conditions de prise strictes :** le **matin, À JEUN** *(au moins un quart d'heure avant le petit déjeuner).*
  Attention à la prise de traitements pouvant interférer avec l'absorption du médicament : calcium, fer, magnésium, protecteurs gastriques…
- **Surveillance clinique et ECG** à l'instauration du traitement et à chaque modification posologique.
  NB : Nécessité de traiter une coronaropathie avant l'instauration du traitement substitutif (béta-bloquants +/- coronarographie +/- pontage)
- **PRUDENCE dans le traitement des personnes âgées :** débuter le traitement à *posologie faible*, augmenter de façon très *progressive*, et savoir se contenter d'un traitement « partiel » (ne pas s'acharner à normaliser la TSH).

- Toujours traiter en premier une **insuffisance surrénalienne** co-existante avant de traiter une insuffisance thyroïdienne (risque d'insuffisance surrénalienne aiguë).
- **Cas de l'hypothyroïdie fruste :** traitement uniquement si TSH > 10, signes cliniques ou biologiques (hypercholestérolémie), caractère évolutif, et obligatoirement en cas de grossesse souhaitée ou en cours, sujet jeune, facteurs de risque cardio-vasculaires.

Seule urgence thérapeutique = coma myxœdémateux

- mesures de réanimation
- substitution en hydrocortisone (de principe)
- Lévothyroxine par voie intraveineuse en dose de charge puis d'entretien

- **Surveillance du traitement**
  - HypoTh. périphérique : dosage de la **TSH** (à 2 mois de l'instauration du traitement ou du changement de posologie) = objectif = TSH < 2,5 mUI/l
  - HypoTh. centrale : adaptation sur la **T4l et la TSH** = objectif = T4l dans la partie haute de la normale et TSH < 0,5 mUI/l.

▶ Liens transversaux

Item n° 239 Goitre, nodules thyroïdiens et cancers thyroïdiens
Item n° 240 Hyperthyroïdie
Item n° 242 Adénome hypophysaire

Liens bibliographiques, pour aller plus loin

- Recommandations HAS 2007
  http://www.has-sante.fr/portail/upload/docs/application/pdf/hypothyroidie_fruste_-_synthese_vf.pdf

QUESTIONS D'ENTRAÎNEMENT

38. QRM/Parmi les données biologiques suivantes, la(es)quelle(s) vous attendez-vous à observer en cas d'hypothyroïdie périphérique non traitée ?
    A. Glycémie à jeun élevée
    B. Hyponatrémie
    C. Hypokaliémie
    D. Anémie
    E. Hypercholestérolémie
    F. Hypertriglycéridémie
    G. Élévation des CPK
    H. Hypo-uricémie

39. QRU/Mademoiselle F., 27 ans, est régulièrement traitée par lévothyroxine pour une hypothyroïdie périphérique. Elle est inhabituellement fatiguée depuis un mois malgré ses vacances et le bilan qu'elle a réalisé donne les résultats suivants : TSH 9,548 mUI/L (N : 0.1 – 4.0), T4 7 pmol/L (N : 8-22). Vous suspectez le rôle d'un traitement introduit récemment chez cette patiente. Parmi les molécules suivantes, laquelle ne modifie pas l'absorption de lévothyroxine ?
    A. Coléstyramine
    B. Sulfate ferreux
    C. Compléments alimentaires à base de soja
    D. Acide folique
    E. Association chloroquine/proguanil

40. QRM/Chez un patient présentant un syndrome du canal carpien, quelles causes métaboliques et endocriniennes faut-il rechercher ?
    A. Diabète
    B. Maladie de Basedow
    C. Hémochromatose
    D. Hypothyroïdie
    E. Acromégalie
    F. Lipoatrophie
    G. Hypercholestérolémie familiale

N° 242. Adénome hypophysaire

- Diagnostiquer un adénome hypophysaire.

▶ Statistiques ECN

2008 (Dossiers 2 et 4)
2013 (Dossier 9)

▶ En quelques mots clés

- Acromégalie
- Maladie de Cushing
- Hyperprolactinémie
- Panhypopituitarisme
- Diabète Insipide
- Hémianopsie bitemporale

Dix commandements

- ✓ Tu penseras à un adénome hypophysaire devant une hémianopsie bitemporale ou un trouble du champ visuel
- ✓ Tu évoqueras une hyperprolactinémie devant toute galactorrhée
- ✓ Tu élimineras une grossesse devant toute hyperprolactinémie
- ✓ Tu te poseras la question d'une origine iatrogène devant toute hyperprolactinémie (anti-émétiques, neuroleptiques, estrogènes)
- ✓ Tu regarderas les anciennes photos de tes patients pour ne pas oublier d'évoquer l'acromégalie et la maladie de Cushing
- ✓ Tu penseras à une acromégalie en cas de syndrome du canal carpien ou de syndrome d'apnées du sommeil
- ✓ Tu penseras à un hypercortisolisme devant toute obésité, en particulier androïde
- ✓ Tu penseras à une forme familiale en cas d'association de plusieurs tumeurs, chez un sujet jeune
- ✓ Tu prescriras les tests dynamiques avec parcimonie et à bon escient
- ✓ Tu dépisteras les complications spécifiques pour éviter une surmortalité

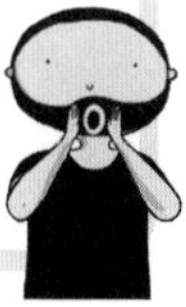

Je lui ai dit "Comme vous avez de grandes mains !"
Il a répondu "C'est pour mieux vous envoyer
mon dossier à la figure, mon enfant !"

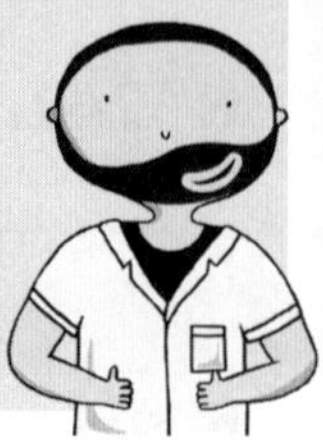

La question

DÉFINITION

Les adénomes hypophysaires sont des tumeurs bénignes développées aux dépens de l'hypophyse qui représentent 10 % des tumeurs intra-crâniennes.
Ils peuvent être responsables :

- d'un syndrome tumoral hypophysaire
- d'un syndrome d'hypersécrétion hormonale
- et/ou d'une insuffisance anté-hypophysaire (le plus souvent portant sur tous les compartiments)

SIGNES D'APPEL

- **Syndrome tumoral hypophysaire**
  - **céphalées** frontales ou rétro-orbitaires, peu spécifiques
  - troubles du **champ visuel** par compression des voies optiques au niveau du chiasma (quadranospie temporale supérieure, **hémianopsie bitemporale**, scotome isolé)
  - **diplopie** par compression d'un nerf oculo-moteur au niveau du sinus caverneux (test de Lancaster)
  - **apoplexie** hypophysaire par hémorragie et/ou nécrose intra-adénomateuse (céphalées violentes avec syndrome méningé)

- **Imagerie hypophysaire (IRM +++)**
  - micro (< 10 mm) ou macro- (≥ 10 mm) adénome (IRM ci-contre), avec expansions possibles vers le haut (supra-sellaire), sur les côtés (intra-caverneuse G et D) et vers le bas (sphénoïdale)

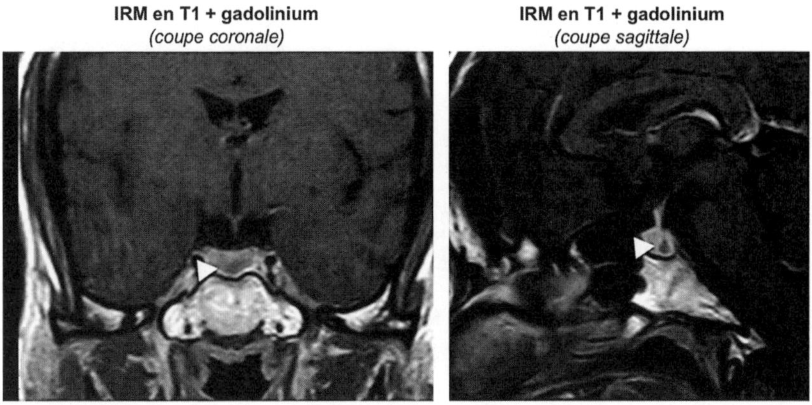

IRM microadénome

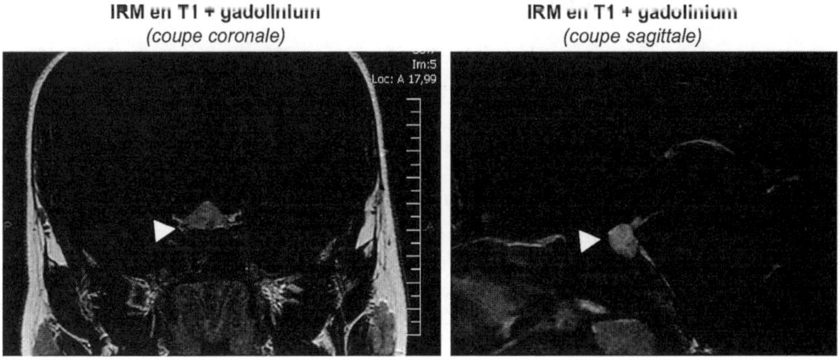

IRM macroadénome

- **Diagnostics différentiels d'imagerie**
  - **craniopharyngiome**: masse à composantes multiples (tissulaire, kystique, hémorragique) avec des calcifications (visibles au scanner +++)
  - **méningiome**
  - gliome
  - métastase de cancer solide
  - pathologies infiltratives (sarcoïdose, histiocytose, tuberculose) souvent révélées par un diabète insipide (par infiltration de la tige pituitaire)
  - kyste de la poche de Rathke

CLASSIFICATION FONCTIONNELLE

- **Adénomes sécrétants (2/3 des cas)**
  - prolactine (PRL) +++
  - GH (acromégalie)
  - ACTH (maladie de Cushing)
  - TSH (rarissime +++ : hyperthyroïdie avec TSH inadaptée)
  - sécrétion mixte (GH-PRL +++)

- **Adénomes non sécrétants (ou non fonctionnels)**
  - gonadotropes (FSH, LH) ou silencieux, ou non immuno-réactifs : diagnostic sur syndrome tumoral uniquement ou découverte fortuite (incidentalome).

FORME PARTICULIÈRE

Évoquer une **cause génétique (Néoplasie Endocrinienne Multiple de type 1, NEM1),** par mutation du gène de la ménine en cas d'association d'au moins deux des signes suivants :

- **adénome hypophysaire**
- **hyperparathyroïdie primitive**
- **tumeurs neuro-endocrines digestives** (insulinome +++, gastrinome [syndrome de Zollinger-Ellison]), thymiques ou bronchiques
- tumeurs de la cortico-surrénale
- un apparenté au premier degré avec au moins une des atteintes tumorales citées

HYPERPROLACTINÉMIE

- **Signes cliniques**
  - **aménorrhée/galactorrhée** chez la femme non ménopausée, pouvant être responsable d'un retard pubertaire, d'une infertilité par action anti-gonadotrope
  - **syndrome tumoral**
  - **troubles de la libido** et gynécomastie chez l'homme (galactorrhée rarissime)

- **Diagnostic biologique**
  - PRL le matin à jeun si possible avec **corrélation entre taux et taille de l'adénome +++** (micro < 100 ng/mL ; macro > 200 ng/mL). Tests dynamiques inutiles au diagnostic et au suivi

- **ÉLIMINER une cause secondaire avant de poser le diagnostic +++**
  - **GROSSESSE +++**
  - **Iatrogène ++**
    - estrogènes
    - anti-émétiques (métoclopramide, dompéridone)
    - neuroleptiques (phénothiazines, halopéridol)
    - antidépresseurs (tricycliques, IMAO)
    - morphiniques
    - anti-dopaminergiques
  - **Hypothyroïdie périphérique**
  - Insuffisance rénale chronique

- **Diagnostics différentiels**
  - **hyperprolactinémie de déconnexion** (compression de la tige par un macro-adénome ou par infiltration)
    macro-prolactinémie ou big-big-prolactine (agrégats gênant le dosage de la PRL) avec *dissociation clinico-biologique* +++ (signes d'hyperprolactinémie absents ou non permanents en regard de taux élevés de PRL)

- **Traitement**
  - **agonistes dopaminergiques +++** (bromocriptine ; quinagolide ; cabergoline +++) = en théorie pas de risque de valvulopathies aux doses prescrites (mais échographie cardiaque systématique en début de traitement)
  - **chirurgie hypophysaire** en cas d'échec ou de résistance

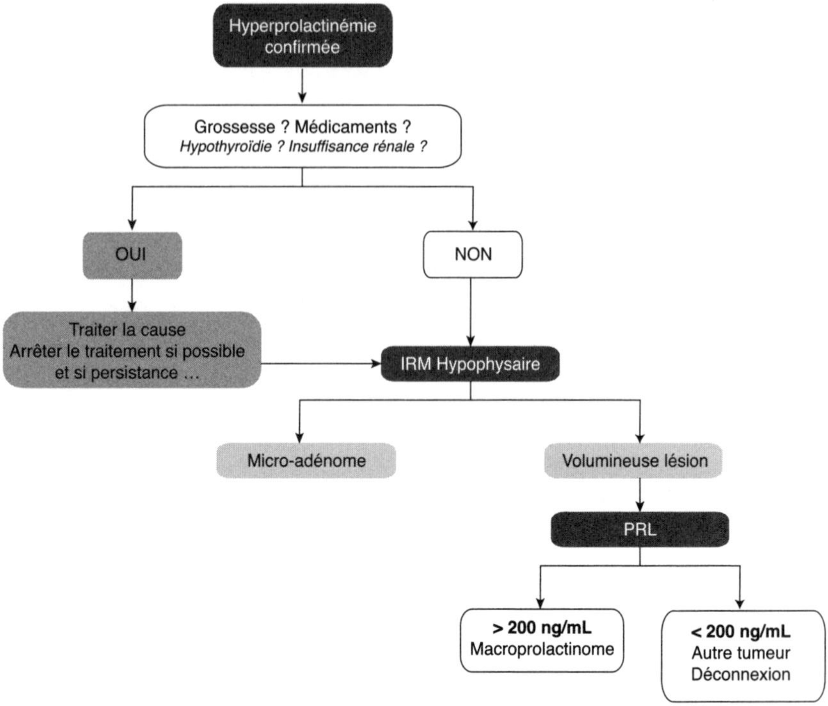

ACROMÉGALIE (HYPERSÉCRÉTION DE GH)

- **Signes cliniques**
  - **syndrome dysmorphique** d'installation insidieuse +++ (5 à 8 ans) : mains et pieds élargis (voir image ci-contre), prognathisme, trouble de l'articulé dentaire, saillie des arcades sourcilières, nez épaté (voir image ci-contre)
  - **sueurs nocturnes** (souvent malodorantes)
  - céphalées
  - syndrome dépressif
  - troubles du cycle chez la femme non ménopausée (tableau de syndrome des ovaires polykystiques +/- par hyperPRL associée)

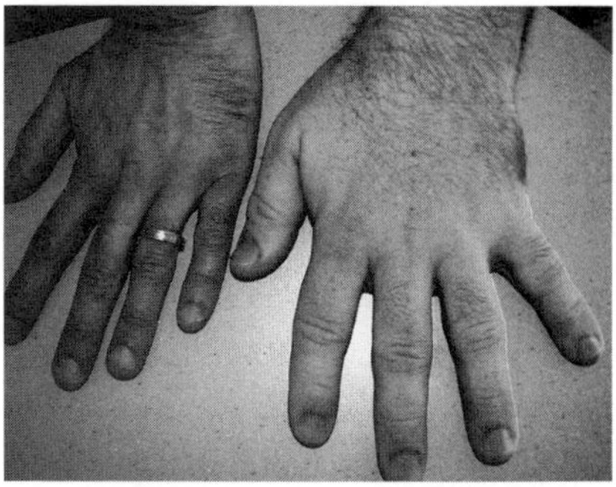

Main d'acromégale

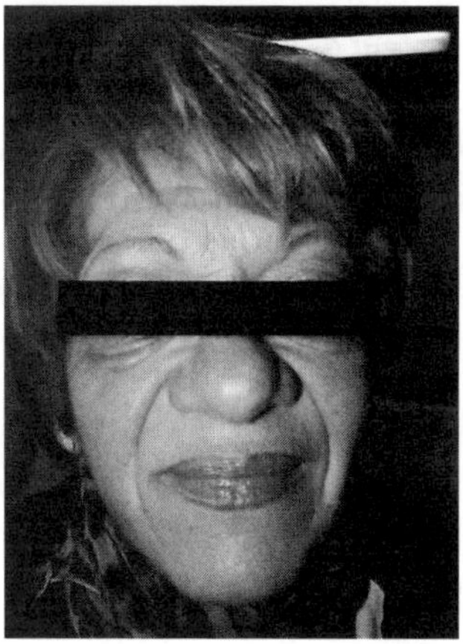

Visage acromégale

- **Complications**
  - **surmortalité d'origine cardiovasculaire +++** (cardiomyopathie hypertrophique, dysfonction diastolique, syndrome hyperkinétique, valvulopathies)
  - **hypertension artérielle**
  - **syndrome du canal carpien**
  - arthropathie périphérique (grosses articulations et lombalgies chroniques)
  - **diabète** ou intolérance aux hydrates de carbone
  - **syndrome d'apnées du sommeil +++**
  - **goitre**, le plus souvent multinodulaire
  - adénome prostatique
  - **polypes du colon**

- **Diagnostic biologique**
  - **IGF1 élevée** au-delà des valeurs normales pour l'âge et le sexe
  - **un dosage isolé de GH n'est pas utile au diagnostic (sécrétion pulsatile de GH, effet du stress)**
  - **surtout GH non freinable lors de l'HGPO +++** (hyperglycémie provoquée par voie orale)

- **Traitement**
  - **agonistes de la somatostatine** (octréotide, lanréotide, pasiréotide) en néo-adjuvant et/ou en adjuvant
  - **chirurgie hypophysaire** +++
  - **radiothérapie hypophysaire**
  - **antagonistes du récepteur de la GH** (pegvisomant)

MALADIE DE CUSHING (HYPERSÉCRÉTION D'ACTH)

La maladie de Cushing est l'étiologie la plus fréquente (70 %) des syndromes de Cushing (ou hypercortisolismes). Les autres étiologies principales sont la sécrétion ectopique d'ACTH (paranéoplasique bronchique ou pancréatique), l'adénome surrénalien cortisolique pur et le corticosurrénalome.
L'adénome hypophysaire est le plus souvent petit et difficile à mettre en évidence.

- **Signes cliniques**
  - **obésité facio-tronculaire**
  - comblement des creux sus-claviculaires
  - visage arrondi, lunaire avec hypertrophie des boules de Bichat
  - **érythrose faciale** avec télangiectasies
  - bosse de bison au niveau nucal
  - **amyotrophie des ceintures** (manœuvre du tabouret)
  - **vergetures larges (> 1 cm) et pourpres** à disposition radiaire (voir image ci-contre)
  - atrophie et fragilité cutanées avec retard à la cicatrisation
  - ecchymoses faciles
  - œdème des membres inférieurs

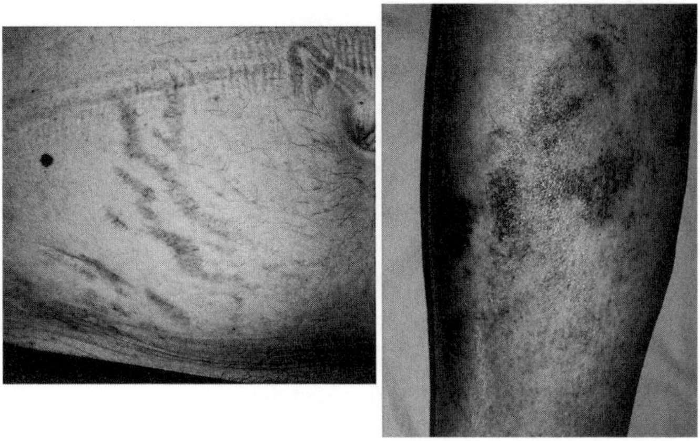

Anomalies cutanées de l'hypercortisolisme

- **Complications**
  - **hypertension artérielle**
  - **ostéoporose**
  - **diabète** ou intolérance aux hydrates de carbone
  - déficit gonadotrope (aménorrhée, troubles de la libido)
  - **troubles psychiatriques** (irritabilité, anxiété, insomnie, tendance dépressive, psychose hallucinatoire)
  - hyperleucocytose avec lymphopénie
  - alcalose hypokaliémique
  - **hypercalciurie** (+/- lithiases)

- **Diagnostic biologique positif**
  - **cortisol libre urinaire (CLU)** des 24 heures **élevé**
  - **perte du cycle nycthéméral** du cortisol (dosage élevé à minuit)
  - **absence de freinage au test à la dexaméthasone minute** (cortisol le matin > 18 µg/L après prise de 1 mg de DXM la veille à minuit)

- **Diagnostic biologique étiologique**
  - **ACTH dosable ou élevée** (= inadaptée)
  - **existence d'un freinage lors du test fort à la DXM** (8 mg la veille au soir)
  - **élévation explosive de l'ACTH au test à la CRH** (et au test à la métopirone)
  - en cas de doute, *cathétérisme des sinus pétreux inférieurs* pour rechercher l'existence d'un *gradient central/périphérique d'ACTH* signant l'existence d'un adénome hypophysaire à ACTH

- **Diagnostics différentiels**
  - **corticothérapie** au long cours
  - **alcoolisme chronique**
  - dépressions sévères et psychoses
  - **taux élevés de cortisol plasmatiques chez une femme traitée par estrogènes** (induction de la transcortine)

- **Traitement**
  - **chirurgie hypophysaire** +++
  - **radiothérapie hypophysaire**
  - **anticortisoliques** (kétoconazole, métopirone, Op'-DDD) = suspensif uniquement
  - **analogues de la somatostatine** (pasiréotide)

INSUFFISANCE ANTÉ-HYPOPHYSAIRE

En dehors du cas de l'enfance où les points d'appel sont un retard staturo-pondéral associé à un impubérisme, le diagnostic chez l'adulte est plus difficile en raison d'une installation insidieuse. Si elle touche tous les axes, on parle de pan-hypopituitarisme

- **Signes cliniques généraux**
  - **pâleur** extrême (d'albâtre) (voir image ci-dessous)
  - **peau fine et sèche**
  - dépilation axillaire
  - cheveux fins
  - aréoles dépigmentées
  - **asthénie, frilosité**

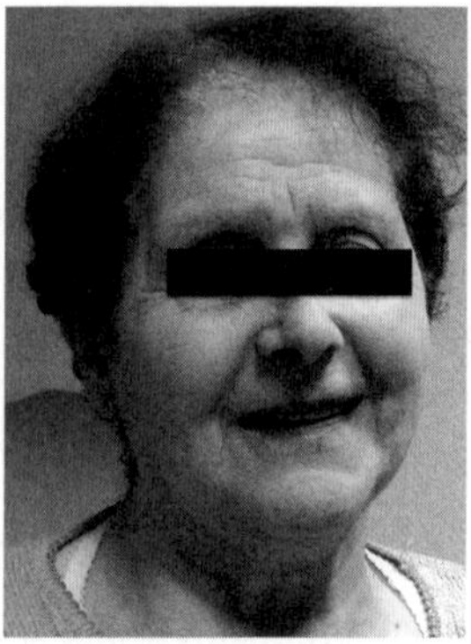

Panhypopituitarisme

- **Signes spécifiques liés aux déficits hormonaux**
  - **gonadotrope :** impuissance, aménorrhée secondaire, pilosité raréfiée
  - **corticotrope :** hypotension, hyponatrémie sans hyperkaliémie (pas de déficit en aldostérone !), hypoglycémie
  - **somatotrope :** adiposité abdominale

- **Diagnostic biologique**
  - **déficit thyréotrope :** T4 libre basse, avec TSH normale ou basse (= non adaptée)
  - **déficit gonadotrope :** estradiol/testostérone diminués, avec FSH et LH normales ou basses
  - **déficit corticotrope** = cortisol effondré (< 30 µg/L) et non stimulable (hypoglycémie insulinique, test à la métopirone)
  - **déficit somatotrope** = absence de réponse sur test de stimulation (hypoglycémie insulinique, test GHRH-arginine)

- **Étiologies**
  - **chirurgie et radiothérapie hypophysaires** +++
  - **tumeurs hypophysaires et cérébrales** (méningiomes, gliomes, craniopharyngiomes)
  - **syndrome de Sheehan** (post-hémorragie de la délivrance)
  - **pathologies infiltratives et auto-immunes** (hypophysite)
  - **traumatismes**
  - **selle turcique vide**
  - **déficits congénitaux d'origine génétique**

- **Traitement : SUBSTITUTION DE CHAQUE AXE**

DIABÈTE INSIPIDE

Il correspond à une **carence en hormone anti-diurétique** (ADH) par atteinte de la post-hypophyse et se traduit par un **syndrome polyuro-polydipsique** parfois majeur (6 à 10 litres/24 heures).

Le diagnostic est posé sur :

- une **osmolarité urinaire basse** (le plus souvent < 250 mOsm/L)
- une absence de concentration des urines au **test de restriction hydrique**

Il se développe **en cas d'atteinte de la tige pituitaire** (craniopharyngiome, maladies infiltratives, métastases et section de tige), mais ne se voit habituellement pas en cas d'adénome hypophysaire.

Son traitement repose sur l'administration d'ADH (ddAVP) en spray ou en comprimés.

Icono-clé

+ IRM micro adénome
+ IRM macro adénome
+ Mains d'acromégale
+ Visage d'acromégale
+ Anomalies cutanées de l'hypercortisolisme
+ Panhypopituitarisme

Liens transversaux

Item n° 40	Aménorrhée
Item n° 240	Hyperthyroïdie
Item n° 241	Hypothyroïdie
Item n° 243	Insuffisance surrénale chez l'adulte et l'enfant

QUESTIONS D'ENTRAÎNEMENT

41. QRM/Une patiente de 22 ans vous consulte en raison de la découverte d'un dosage de prolactine élevé (74 µg/L ; N < 20) diagnostiquée dans un contexte d'aménorrhée secondaire évoluant depuis six mois associée à une galactorrhée spontanée, sans autre signe clinique. Quel(s) examen(s) prescrivez-vous pour avancer dans la démarche diagnostique de cette hyperprolactinémie ?
    A. Dosage de l'estradiol
    B. Dosage de la TSH
    C. Dosage de la T4
    D. Test de grossesse
    E. Échographie pelvienne
    F. IRM hypophysaire
    G. Champ visuel
    H. Fond de l'oeil

42. QRU/Une acromégalie vient d'être diagnostiquée chez Monsieur G., 48 ans, dont les antécédents sont relativement « chargés ». Parmi ceux-ci, lequel n'est pas directement imputable à l'acromégalie de ce patient ?
    A. Canal carpien droit
    B. Cancer thyroïdien vésiculaire
    C. Cardiomyopathie hypertrophique
    D. Coliques néphrétiques
    E. Diverticulose colique

43. QRM/Monsieur M., âgé de 29 ans, est hospitalisé dans votre service pour bilan d'un syndrome polyuro-polydipsique évoluant depuis 6 mois et quantifié à 4,5 à 5 L/24 heures. Les résultats préliminaires de votre bilan sont les suivants : natrémie 145 mmol/L, osmolalité plasmatique 323 mOsml/kg (N : 285-315), osmolalité urinaire 150 mOsmol/kg (N : 500-1 000).
    Lors de l'épreuve de restriction hydrique, l'osmolalité urinaire reste stable entre 150 et 190 mOsmol/kg et la natriurèse est mesurée à 10 mmol/L (N < 20). Le test thérapeutique à l'ADH montre une absence de concentration des urines au bout de deux heures.
    Quel(s) diagnostic(s) pouvez-vous évoquer chez ce patient ?
    A. Polydipsie primaire
    B. Diabète insipide partiel
    C. Diabète insipide central
    D. Diabète insipide néphrogénique
    E. Polyurie osmotique

44. QRM/Vous voyez en consultation Monsieur L., âgé de 70 ans, qui a été opéré il y a 1 mois d'un macroadénome hypophysaire non secrétant, comprimant le chiasma optique. Dans ses antécédents, on retient un cancer de prostate sous traitement hormonal et une hypertension artérielle traité par inhibiteur calcique.

Il se plaint d'une asthénie progressive plus marquée depuis 2 semaines. La tension artérielle est mesurée à 100/55 mmHg.

Son bilan biologique montre les résultats suivants : TSH 0,30 mUI/L (N :0,4-4), T4 libre 6,8 pmol/L (N :9-23), cortisol à 8h 24 µg/L (N :40-220), ACTH à 8h 6 ng/L (N :4-60), K+ 4,6 mmol/L, Na+ 132 mmol/L, IGF-1 120 ng/mL (N < 225), prolactine 18 µg/L (N :<25), FSH 5,7 UI/L (N : 2-10), LH <0,5 UI/L (N :1,5-9), testostérone 0,1 µg/L (N :2,5-10).

Compte tenu de ces résultats, quelle est votre prise en charge thérapeutique ?

A. Traitement substitutif par L-thyroxine
B. Traitement substitutif par testostérone
C. Traitement substitutif par 9alpha-fluorocortisone
D. Traitement substitutif par hydrocortisone
E. Traitement substitutif par hormone de croissance

45. QRM/Une patiente de 28 ans, régulièrement suivie pour une schizophrénie, vous est adressée en raison de la découverte d'une hyperprolactinémie isolée à 45 µg/L (N < 20). Vous suspectez une origine médicamenteuse. Parmi les molécules prises quotidiennement par cette patiente, la(s)quelle(s) peu(ven)t être responsable(s) de cette hyperprolactinémie ?

A. Aripiprazole 15 mg
B. Chlorhydrate d'heptaminol
C. Chlorpromazine 100 mg
D. Dompéridone 10 mg
E. Hydroxyde d'alumine
F. Rispéridone 4 mg
G. Tropatépine 10 mg

N° 243. Insuffisance surrénale chez l'adulte et l'enfant

- Diagnostiquer une insuffisance surrénale aiguë et une insuffisance surrénale chronique.
- Identifier les situations d'urgence et planifier leur prise en charge.

▶ Statistiques ECN

2005 (Dossier 8)

▶ En quelques mots clés

- Cortisol
- Centrale/Périphérique
- Rétraction corticale
- Traitement substitutif
- Éducation thérapeutique
- Carte d'insuffisant surrénalien

Dix commandements

- ✓ Tu suspecteras une insuffisance surrénale en cas de mélanodermie associée à une asthénie inhabituelle et des douleurs abdominales
- ✓ Tu évoqueras une insuffisance surrénale en cas d'hyponatrémie associée à une hypoglycémie
- ✓ Tu confirmeras ton diagnostic par le dosage du cortisol et de l'ACTH, mais n'attendra pas les résultats pour débuter ton traitement, en particulier en cas de décompensation aiguë
- ✓ Tu évoqueras un bloc en 21-hydroxylase en priorité chez l'enfant, en particulier en cas de syndrome de perte de sel à la naissance
- ✓ Tu évoqueras une cause auto-immune en priorité chez l'adulte, et rechercheras les autres pathologies possiblement associées (thyroïdite, diabète, maladie coeliaque…)
- ✓ Tu dépisteras toujours l'existence d'une insuffisance corticotrope à l'arrêt d'une corticothérapie systémique prolongée
- ✓ Tu exploreras les autres axes hypothalamo-hypophysaires en cas d'insuffisance corticotrope
- ✓ Tu prescriras ton traitement substitutif (hydrocortisone) à vie
- ✓ Tu éduqueras ton patient à l'adaptation de son traitement substitutif en cas de fièvre, d'infection ou autre évènement intercurrent.
- ✓ Tu évalueras l'efficacité de ton traitement substitutif sur la clinique et le ionogramme.

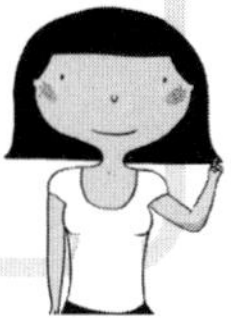

M. et Mme Stérone ont un fils, comment l'appellent-ils ?

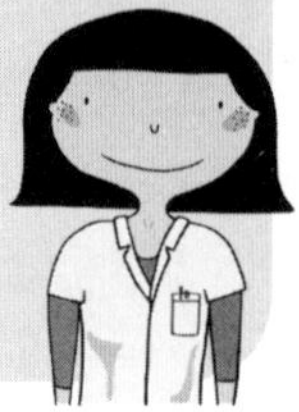

La question

Insuffisance surrénale lente

Définition

- Les glandes surrénales sécrètent plusieurs hormones : le cortisol (glucocorticoïdes), l'aldostérone (minéralocorticoïdes) et les androgènes surrénaliens.
- La sécrétion de cortisol est stimulée par l'ACTH hypophysaire et suit un rythme nycthéméral (nadir entre 0h et 2h, pic entre 7h et 9h). Le cortisol exerce un rétro-contrôle négatif sur la sécrétion d'ACTH.
- L'aldostérone est sous la dépendance du système rénine-angiotensine et indépendante de l'ACTH.
- L'insuffisance en hormones surrénaliennes actives est responsable de signes cliniques et biologiques constituant le syndrome d'insuffisance surrénale.
- Il s'agit d'une **pathologie rare** (1/10 000) mais potentiellement **grave** car elle peut se décompenser à tout moment sous forme d'insuffisance surrénale aiguë, qui menace le pronostic vital.
- L'insuffisance surrénale peut être primitive par atteinte directe des glandes surrénales (« maladie d'Addison ») ou secondaire à un déficit en ACTH (dans ce cas, la sécrétion d'aldostérone est préservée puisque indépendante de l'ACTH).
- Le **taux d'ACTH permet de connaître le niveau de l'atteinte responsable de l'insuffisance surrénale :**

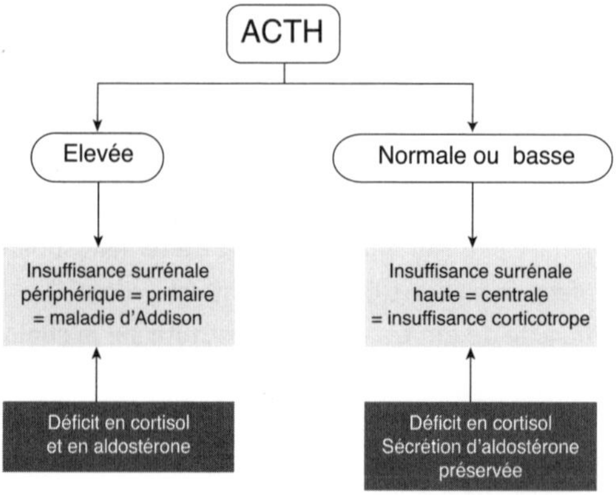

Signes d'appel

Les signes de l'insuffisance surrénale sont peu spécifiques et s'installent insidieusement. Ils s'expliquent par le rôle physiologique des hormones en défaut :

Cortisol
Néoglucogénèse => effet hyperglycémiant Catabolisme protidique Lipogénèse Stimulation du système nerveux central Effet anti-inflammatoire et antipyrétique Stimulation du tonus vasculaire Inhibition de l'ADH
Aldostérone : effet minéralo-corticoïde (Homéostasie Na/K)
Rétention hydro-sodée Excrétion rénale de potassium

Le tableau clinique est variable selon l'origine primitive ou secondaire de l'atteinte surrénalienne puisqu'il résulte des déficits stéroïdiens et du taux d'ACTH.

	Signes fonctionnels	Signes cliniques	Signes biologiques
Communs	• **Asthénie** physique, psychique et sexuelle (maximale le soir) • Amaigrissement • Anorexie • **Troubles digestifs** (constipation, douleurs abdominales) • Syndrome dépressif • Aménorrhée • Signes d'hypoglycémie • Arthralgies, myalgies	• **Hypotension artérielle** (initialement orthostatique) • Dépilation axillaire et pubienne (femme)	• **Hypoglycémie** de jeûne • Hypercalcémie • Anémie normochrome normocytaire • Leucopénie • Lymphocytose • Hyperéosinophilie
Spécifiques à l'IS primaire	• **Mélanodermie** (régions découvertes, zones de flexion, cicatrices…) (voir image ci dessous) • Appétence pour le sel		• **Hyponatrémie** de déplétion (perte de sel) • **Hyperkaliémie**

	Signes fonctionnels	Signes cliniques	Signes biologiques
Spécifiques à l'IS centrale	• Pâleur cutanée • Syndrome tumoral • Signes d'insuffisance antéhypophysaire		• **Hyponatrémie** de dilution (↑ ADH) • Kaliémie normale

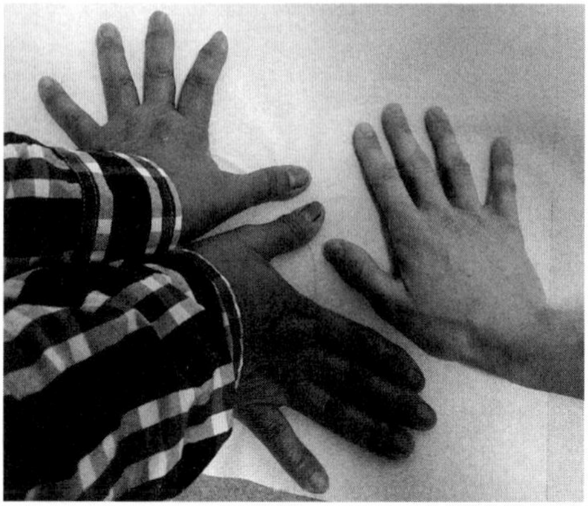

Mélanodermie

Diagnostic positif

Diagnostic positif = dosage des hormones surrénaliennes et de l'ACTH.
Cependant, **il ne faut pas attendre les résultats du bilan pour débuter le traitement en cas de suspicion d'insuffisance surrénale !**

- **Cortisolémie à 8h**
  - < 30 µg/l : affirme l'insuffisance surrénale
  - > 200 µg/l : exclut le diagnostic d'insuffisance surrénale
  - Entre les deux : nécessité de compléter les explorations par des tests dynamiques (Synacthène® si disponible)

- **Test au Synacthène® (si disponible)**
  - Analogue de l'ACTH (syn- ACTH-ène)
  - Injection de 0,25 mg IM/IV
  - Réponse insuffisante : affirme l'insuffisance surrénale
  - Réponse normale (cortisol à 1h > 210 µg/l) : élimine une insuffisance surrénale primaire, mais n'élimine pas une insuffisance surrénale haute (test normal dans 10 % des cas, en cas d'installation récente)

- **CAT sans Synacthène® (en cas de rupture de stock)**
  - Cortisol 8h < 50 µg/l : insuffisance surrénale certaine
  - Cortisol 8h > 130 µg/l : insuffisance surrénale très peu probable
  - Entre les deux : si l'ACTH à 8h est franchement élevée, on porte le diagnostic d'insuffisance surrénale périphérique ; sinon, test de stimulation indispensable (test d'hypoglycémie insulinique ou test à la métopirone)

- **Aldostéronémie**
  - Basse dans l'insuffisance surrénale primaire en regard d'une rénine élevée
  - Normale (ou légèrement abaissée) dans l'insuffisance surrénale haute (rénine normale également)

- **ACTH à 8h**
  - Après confirmation de l'insuffisance surrénale
  - Permet de *déterminer le niveau de l'atteinte*
  - ACTH élevée dans l'insuffisance surrénale primaire
  - ACTH basse (ou paradoxalement normale) dans l'insuffisance surrénale haute

- **Autres tests dynamiques disponibles en cas de suspicion d'insuffisance surrénale haute**
  - Test à la métopirone
  - Test d'hypoglycémie insulinique
  - Test de stimulation par la CRH

- **Fonction androgénique : pas d'exploration systématique recommandée**

Dépistage recommandé chez des patients asymptomatiques dans ces situations :
- Pathologie hypothalamo-hypophysaire
- Incidentalome surrénalien
- Autre pathologie auto-immune
- ATCD récent de corticothérapie prolongée
- SIDA, avant traitement d'infection par la rifampicine ou le kétoconazole

Étiologies de l'insuffisance surrénale lente

- **Insuffisance surrénale primaire :**
  Examen clé : **scanner surrénalien**

Étiologie			Contexte	Clinique	Bio	Imagerie
Auto-immune (rétraction corticale)		La plus fréquente (80 %) Sex ratio 3F/1H	ATCD personnels ou familiaux de maladie auto-immune	PEAI *	Auto-anticorps anti 21-hydroxylase Autres auto-Ac associés (anti TPO…)	Surrénales atrophiques
Tuberculose bilatérale des surrénales (maladie d'Addison)		20 % des cas en France Dissémination hématogène du BK	Sujet immunodéprimé (VIH, transplantation…) avec ATCD de tuberculose			Surrénales augmentées de taille (caséeuses) à la phase initiale, puis atrophie et calcifications Au niveau thoracique : signes de tuberculose pulmonaire
Congénitale	**Hyperplasie congénitale des surrénales** (bloc enzymatique en 21 hydroxylase +++)	Maladie autosomique récessive	Enfant ++	Ambiguïté sexuelle, syndrome de perte de sel, forme partielle avec hyperandrogénie au premier plan	17 OH progestérone et androgènes élevés	
	Adrénoleucodystrophie	Maladie récessive liée à l'X	Garçon dans l'enfance	Insuffisance surrénale et troubles neurologiques d'aggravation progressive +/- hypogonadisme	Dosage plasmatique des acides gras à très longue chaîne	Surrénales atrophiques

Étiologie			Contexte	Clinique	Bio	Imagerie
Iatrogènes	Surrénalectomie bilatérale					
	Anticortisolique de synthèse		« Surtraitement » d'un Cushing			
Autres causes	**Tumeur** primitive ou secondaire bilatérale	Phéochromocytome, lymphome, cancer du poumon, du sein, mélanome				Masse surrénalienne bilatérale
	Maladie infiltrative	Sarcoïdose, amylose				
	Causes vasculaires	Nécrose, hémorragie bilatérale	Traitement anti-coagulant, HTA, SAPL	Insuffisance surrénale brutale, tableau d'abdomen chirurgical	Anticorps anti-phos-pholipides, INR	Saignement puis atrophie des surrénales
	Infection opportuniste	SIDA	Histoplasmose Cryptococcose CMV Toxoplasmose			

- * **PEAI = Polyendocrinopathie auto-immune :**
    - Type 1 : insuffisance surrénale, hypoparathyroïdie, candidose cutanéo-muqueuse (transmission autosomique récéssive) = syndrome APECED
    - Type 2 : insuffisance surrénale, maladie thyroïdienne auto-immune, diabète auto-immun (transmission autosomique dominante)

- **Insuffisance surrénale haute = insuffisance corticotrope**

  Examen clé : **IRM hypothalamo-hypophysaire**
  - Cause la plus fréquente = arrêt d'une corticothérapie prolongée +++
  - Tumeur de la région hypothalamo-hypophysaire (adénome, craniopharyngiome...)
  - Hypophysite lymphocytaire (auto-immune)
  - Séquelles de chirurgie ou radiothérapie hypophysaire
  - Antécédent de méningite, traumatisme crânien
  - Syndrome de Sheehan (post-partum)
  - Apoplexie hypophysaire
  - Pathologie infiltrative : sarcoïdose, hémochromatose...
  - Selle turcique vide/Arachnoïdocèle

  Réflexe : rechercher d'**autres déficits hypophysaires** (déficit corticotrope rarement isolé +++)

- **Arrêt d'une corticothérapie au long cours**

  L'axe corticotrope est en permanence freiné sous corticothérapie à dose supra physiologique, de façon réversible mais avec une certaine inertie.

  Risques à l'arrêt du traitement :
  - Rebond de la maladie ayant indiqué la corticothérapie
  - Insuffisance surrénale haute
  - Syndrome de sevrage

  Un traitement pendant au moins 3 semaines à une dose quotidienne d'au moins 7 mg d'équivalent prednisone fait courir le risque d'insuffisance corticotrope à son arrêt.

  Penser à **toutes les voies d'administration** des corticoïdes (percutanée, inhalée, formes retard...) ++

  En pratique, un traitement substitutif par hydrocortisone est introduit quand la dose de corticoïdes n'est plus supra-physiologique (5 à 7 mg d'équivalent prednisone). Le statut hormonal est évalué après un mois de substitution (cortisol à 8h ou test au Synachtène®). Le traitement substitutif est poursuivi si l'insuffisance corticotrope persiste. Il sera réévalué à 6 mois.

  La majorité des patients récupèrent une fonction corticotrope normale en 6 à 12 mois. Dans quelques cas, l'insuffisance corticotrope peut être définitive.

Traitement de l'insuffisance surrénale lente

- Traitement **urgent** (ne doit pas attendre les résultats des dosages hormonaux), **efficace**, nécessaire le plus souvent **à vie**
- 4 axes :
  - Hormonothérapie substitutive
  - Traitement étiologique (s'il est possible)
  - Éducation thérapeutique +++
  - Surveillance

- **Traitement substitutif**
  - Hydrocortisone (glucocorticoïdes) 15 à 30 mg/jour en deux ou trois prises
  - Fludrocortisone (minéralocorticoïde) seulement en cas d'insuffisance surrénale primaire
    Toujours traiter en premier une insuffisance surrénalienne co-existante avant de traiter une insuffisance thyroïdienne (risque d'insuffisance surrénalienne aiguë).

- **Éducation thérapeutique incontournable +++ afin de prévenir les décompensations aiguës :**
  - Observance thérapeutique
  - Régime normosodé
  - Pas d'automédication (CI formelle aux laxatifs et diurétiques)
  - Doubler immédiatement la dose d'hydrocortisone en cas de fièvre ou de pathologie intercurrente et privilégier une auto-injection SC d'Hémisuccinate d'Hydrocortisone en cas d'intolérance digestive qui rend inopérante une prise, même majorée, per os
  - Augmenter la dose en cas de grossesse et en post partum, accouchement sous hémisuccinate d'hydrocortisone IV
  - Savoir reconnaître les signes de l'insuffisance surrénale
  - Éduquer l'entourage à l'injection d'hydrocortisone IM ou SC (à avoir toujours chez soi) en cas de signe de décompensation
  - Respect du calendrier vaccinal
  - Porter en permanence sur soi une carte d'insuffisant surrénalien
  - Association de patients
  - Prise en charge à 100 % (ALD)

- **Surveillance du traitement**
  - Adaptation des doses sur les données cliniques et du ionogramme sanguin (disparition de l'asthénie et de la mélanodermie, normalisation de la TA, du poids, de la kaliémie et de la natrémie)
  - Les dosages du cortisol et de l'ACTH n'ont pas d'intérêt dans l'adaptation du traitement (en dehors des insuffisances surrénales post-corticothérapie).

Insuffisance surrénale aiguë

- Pathologie rare qui met en jeu le pronostic vital. **Urgence thérapeutique** +++
- Cliniquement, **tableau d'emblée très aigu :**

Clinique
• Asthénie majeure • Déshydratation extra-cellulaire (jusqu'au collapsus) • Confusion, crises convulsives, troubles de la conscience, voire coma • Troubles digestifs • Fièvre (même en dehors d'un problème infectieux qui aurait pu participer à la décompensation) • Douleurs diffuses

- La cause la plus fréquente est la décompensation d'une insuffisance surrénale lente (connue ou non) spontanément ou suite à un facteur intercurrent (infection, anesthésie etc.).
- Diagnostic orienté par une histoire d'insuffisance surrénale lente préexistante connue, ou par une anamnèse évocatrice. Dans ce cas, les nausées, la diarrhée et les douleurs abdominales aiguës, qui peuvent mimer une urgence chirurgicale, sont annonciatrices d'une décompensation aiguë.
- L'insuffisance surrénale aiguë peut également survenir d'emblée, qu'elle soit primaire (hyperplasie congénitale en période néonatale, hémorragie bilatérale des surrénales…) ou haute (apoplexie hypophysaire…).

Biologie	
• Hyponatrémie profonde • Hypoglycémie • Acidose métabolique	Dans l'insuffisance surrénale primaire
• Insuffisance rénale aiguë fonctionnelle • Hyperkaliémie • Hémoconcentration	

- **Diagnostic positif**
  - Cortisolémie effondrée (ne pas attendre les résultats pour traiter toute suspicion +++)

- **Diagnostic étiologique**
  - Si l'insuffisance surrénale n'était pas connue : enquête étiologique (cf étiologies de l'insuffisance surrénale lente)
  - Si l'insuffisance surrénale était connue : identifier les causes de décompensation (mauvaise observance ou erreur thérapeutique ? facteur de stress surajouté sans augmentation des doses ?) => Reprise de l'éducation (augmentation des doses d'hydrocortisone, injection IM ou SC…) !

- **Prise en charge thérapeutique = Urgence vitale**

Traitement
• Hydrocortisone IM ou IV 100 mg le plus tôt possible (à domicile, aux urgences) • Transport médicalisé en réanimation • Rééquilibration hydro-électrolytique : – Rétablissement du stock hydro-sodé (hypovolémie) – Glucosé (hypoglycémie) – *Pas de potassium ! !* (hyperkaliémie) • Hormonothérapie substitutive : – Hémisuccinate d'hydrocortisone par voie IV : dose de charge (100 à 200 mg), puis 50 mg toutes les 6h, puis décroissance en 4 ou 5 jours pour atteindre la dose de 20 mg par jour per os – Minéralocorticoïdes non nécessaires en phase aiguë (l'hydrocortisone a un effet minéralocorticoïde à forte dose) • Traitement du facteur déclenchant (si possible) • Surveillance (constantes hémodynamiques, conscience, T°, diurèse, ECG (hyperkaliémie), ionogramme 4 à 6h après)

▶ **Liens transversaux**

Item n° 242 Adénome hypophysaire

Icono-clé

+ Mélanodermie

QUESTIONS D'ENTRAÎNEMENT

46. QRM/Parmi les situations cliniques suivantes, la(es)quelle(s) peu(ven)t être responsable(s) de la découverte d'une insuffisance surrénalienne chronique chez un patient de 34 ans ?
    A. Adrénoleucodystrophie
    B. Syndrome des antiphospholipides
    C. Cryptococcose compliquant un SIDA
    D. Bloc complet en 21 hydroxylase
    E. Traitement par mifépristone
    F. Tuberculose
    G. Sarcoïdose

47. QRM/Madame V., 44 ans, se présente aux urgences en raison de vomissements et de douleurs abdominales évoluant depuis 36 heures. Elle est asthénique ; sa tension artérielle est mesurée à 89/54 mmHg, son pouls à 98 bpm. En raison de l'existence d'une mélanodermie diffuse et d'une hyponatrémie à 123 mmol/L, vous suspectez une décompensation aiguë d'une insuffisance surrénalienne lente. Quel(s) traitement(s) débutez-vous immédiatement ?
    A. Apports glucosés
    B. Fludrocortisone per os
    C. Diurétiques de l'anse
    D. Hémisuccinate d'hydrocortisone
    E. Hydrocortisone per os
    F. Métoclopramide
    G. Supplémentation potassique
    H. Traitement anti-tuberculeux d'épreuve

48. QRM/Parmi les arguments cliniques suivants, le(s)quel(s) sont compatibles avec le diagnostic d'insuffisance surrénalienne primitive par rétraction corticale ?
    A. Hyperandrogénie
    B. Antécédent de primo-infection tuberculeuse
    C. Antécédent de thyroïdite de Hashimoto
    D. Contexte d'immunodépression
    E. Sexe féminin
    F. Troubles neurologiques
    G. Candidose cutanéo-muqueuse récidivante
    H. Mélanodermie

N° 244. Gynécomastie

- Diagnostiquer une gynécomastie.

▶ Statistiques ECN

2014 (Dossier 9)

▶ En quelques mots clés

- hCG
- Tumeur testiculaire
- Médicaments
- Hypogonadisme
- Échographie testiculaire

Dix commandements

✓ Tu penseras à examiner les testicules de ton patient quand tu diagnostiqueras une gynécomastie
✓ Tu ne considéreras pas une gynécomastie comme physiologique sans avoir fait un bilan minimal
✓ Tu penseras à une tumeur du testicule
✓ Tu penseras au carcinome mammaire comme diagnostic différentiel
✓ Tu penseras à une cause grave en cas de gynécomastie unilatérale
✓ Tu rechercheras des signes d'hypogonadisme devant toute gynécomastie
✓ Tu penseras à rechercher une cause médicamenteuse à une gynécomastie, mais pas que…
✓ Tu penseras à évoquer une cause centrale si tu diagnostiques un hypogonadisme
✓ Tu penseras à rechercher une prise de toxiques
✓ Tu n'oublieras pas la cirrhose et l'insuffisance rénale comme étiologies

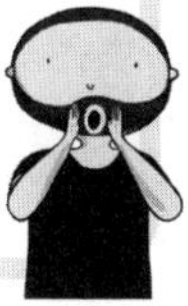

La question

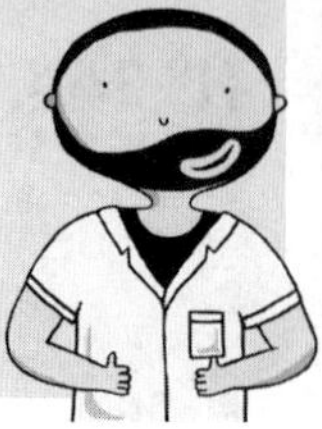

DÉFINITION

La gynécomastie correspond au **développement du tissu mammaire dans le sexe masculin**, et reflète un déséquilibre entre androgènes et estrogènes, en faveur de ces derniers.

On observe une gynécomastie **en cas d'élévation des estrogènes** (sécrétion tumorale, aromatisation excessive) **et/ou en cas de diminution des androgènes** (diminution de production, modification des protéines de liaison).

Physiologiquement, une gynécomastie est observée :

- chez 60 à 90 % des *nouveau-nés* (elle disparaît avant un mois) par passage transplacentaire des estrogènes maternels ;
- à la *puberté* chez 70 % des adolescents (régressant 9 fois sur 10 en 12 à 18 mois), par aromatisation des androgènes ;
- chez le *sujet âgé*, par diminution de production des androgènes et/ou par aromatisation excessive en cas de surpoids associé.

Histologiquement, on observe 4 stades de développement :

- une hyperplasie canalaire épithéliale
- une prolifération et un allongement des canaux glandulaires
- un accroissement du tissu conjonctif péri-canaliculaire
- une prolifération des fibroblastes et cellules inflammatoires du stroma

La gynécomastie évolue ensuite vers une fibrose hyaline du stroma interlobulaire, qui empêche sa régression spontanée ou sous traitement médical.

SIGNES D'APPEL

La gynécomastie est habituellement identifiée directement par le patient. Il s'agit d'une **tuméfaction rétro-aréolaire, uni- ou bilatérale**.
À la palpation, il s'agit d'une masse ferme, **centrée sur l'aréole, mobile, sans adénopathies satellites.**

Il peut exister un écoulement mamelonnaire associé.

Principaux diagnostics différentiels :
- l'**adipomastie** : tuméfaction de la région pectorale, de consistance molle, excentrée de l'aréole = contexte d'obésité
- les **tumeurs unilatérales du sein**, bénignes (fibrome, kyste dermoïde…) ou malignes (*carcinome mammaire* = tumeur dure, adhérente, avec adénopathies)

ÉTIOLOGIES

Même si la gynécomastie est idiopathique dans 25 % des cas, il s'agit d'un diagnostic d'élimination !
- **En premier lieu, il faut éliminer une cause tumorale, en particulier une tumeur du testicule (= palpation) :**
  - *tumeur sécrétrice d'hCG* (choriocarcinome, séminome)
  - *tumeur des cellules de Leydig* (leydigome)
  - *corticosurrénalome surrénalien*
- **On éliminera ensuite les causes d'hypogonadisme :**
  - **primitif,** qu'il soit *périphérique* (syndrome de Klinefelter, séquelles d'orchite ou de traumatisme, déficit androgénique lié à l'âge) *ou central* (hypogonadisme hypogonadotrope congénital)
  - **secondaire :** tumeurs hypophysaires (en particulier le prolactinome), hémochromatose, cirrhose, insuffisance rénale chronique
- **Enfin, on éliminera une origine médicamenteuse** (10 à 20 % des cas), dont le mécanisme n'est pas toujours connu :
  - *hormones :* estrogènes, androgènes, hCG, anti-androgènes, **spironolactone**, hormone de croissance
  - *antibiotiques :* **isoniazide**, métronidazole, kétoconazole
  - *anti-ulcéreux :* cimétidine, **inhibiteurs de la pompe à protons**
  - *cardiotropes :* digitoxine, **amiodarone**, captopril, énalapril, nifédipine, vérapamil, amlodipine
  - *hypolipémiants :* fibrates, statines
  - *psycho-actifs :* neuroleptiques, tricycliques
  - *toxiques :* **alcool, cannabis**, héroïne, méthadone, amphétamines

Il existe des *causes beaucoup plus rares* de gynécomasties : l'hyperthyroïdie (par augmentation des protéines de transport), le syndrome d'insensibilité partielle aux androgènes.

BILAN ÉTIOLOGIQUE

- **INTERROGATOIRE/EXAMEN CLINIQUE** (palpation des testicules +++)
- **BILAN BIOLOGIQUE MINIMAL**
  - testostérone totale
  - LH
  - estradiol (E2)
  - hCG
  - prolactine
- **BILAN BIOLOGIQUE FONCTION DU CONTEXTE**
  - AFP si tumeur testiculaire
  - bilan hépatique et CST si hépatopathie ou hémochromatose suspectée
  - créatinine si IRC suspectée
- **BILAN D'IMAGERIE**
  - échographie testiculaire
  - échographie mammaire +/- mammographie

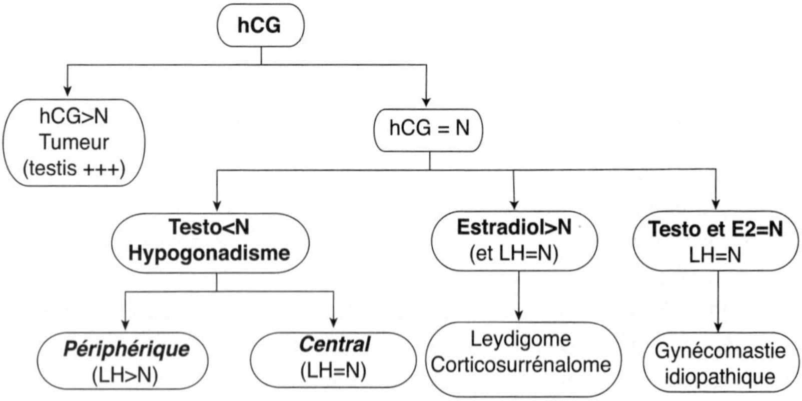

Arbre décisionnel « simplifié »

49. QRM/Monsieur D., âgé de 74 ans, a décidé d'intégrer une maison de retraite. À son examen clinique d'entrée, vous objectivez une gynécomastie bilatérale, qui existe depuis environ 4 ans selon le patient. La palpation testiculaire est strictement normale. Vous évoquez une cause médicamenteuse par argument de fréquence. Parmi les traitements suivants pris quotidiennement par Monsieur D., le(s)quel(s) peu(ven)t être responsable(s) de l'apparition d'une gynécomastie ?
    A. Amlodipine 10 mg
    B. Atorvastatine 20 mg
    C. Clopidogrel 75 mg
    D. Lévothyroxine 125 µg
    E. Metformine 1 000 mg
    F. Oméprazole 20 mg
    G. Spironolactone 75 mg
    H. Glibenclamide 5 mg

50. QRM/Le jeune Christopher, 22 ans, se présente à votre consultation en raison de l'apparition d'une gynécomastie il y a environ 6 semaines, prédominant à droite. Ce patient n'a aucun antécédent personnel ni familial. Votre bilan biologique initial donne les résultats suivants : hCG indosable ; testostérone 4.2 µg/L (N : 3 – 10) ; LH 2.8 UI/L (N : 2 – 6) ; estradiol 64 pg/mL (N < 10). Quel(s) diagnostic(s) évoquez-vous ?
    A. Bloc enzymatique surrénalien
    B. Choriocarcinome testiculaire
    C. Corticosurrénalome
    D. Gynécomastie idiopathique
    E. Hyperthyroïdie
    F. Résistance aux androgènes
    G. Syndrome de Klinefelter
    H. Tumeur à cellules de Leydig

N° 245. Diabète sucré de types 1 et 2 de l'enfant et de l'adulte. Complications

- Diagnostiquer un diabète chez l'enfant et l'adulte.
- Identifier les situations d'urgence et planifier leur prise en charge.
- Argumenter l'attitude thérapeutique nutritionnelle et médicamenteuse et planifier le suivi du patient (voir item 326).
- Décrire les principes de la prise en charge au long cours.
- Reconnaître les signes d'une rétinopathie diabétique à l'examen du fond d'œil.

NB : Concernant la rétinopathie diabétique, se référer aux cours d'ophtalmologie pour la sémiologie iconographique.

▶ Statistiques ECN

2004 (Dossier 2)
2006 (Dossiers 1, 3, 4 et 5)
2007 (Dossier 1)
2012 (Dossier 6)
2013 (Dossier 2)

▶ En quelques mots clés

- Glycémie à jeun > 1,26 g/L
- Types 1 et 2
- HbA1c < 7 %
- Micro/Macro-angiopathie
- Pied diabétique
- Éducation thérapeutique

Dix commandements

- ✓ Tu poseras le diagnostic de diabète en cas de glycémie à jeun > 1,26 g/L ou devant toute glycémie > 2 g/L avec des signes cliniques (syndrome polyuro-polydipsique, amaigrissement)
- ✓ Tu parleras de diabète de type 1 ou de diabète de type 2, pas de petit ou de grand diabète
- ✓ Tu prescriras à ton patient un traitement anti-diabétique (ADO, insuline) dans le but d'obtenir une HbA1c < 7 % afin de ralentir l'apparition des complications
- ✓ Tu proposeras à ton patient la participation à un programme d'éducation thérapeutique
- ✓ Tu prescriras tous les trois mois un dosage d'HbA1c pour évaluer l'équilibre glycémique de ton patient
- ✓ Tu dépisteras tous les ans une rétinopathie diabétique par la réalisation d'un fond de l'œil et rechercheras les autres complications de macro- et micro-angiopathie
- ✓ Tu examineras les pieds de ton patient à chaque consultation
- ✓ Tu évoqueras une acidocétose diabétique devant un syndrome douloureux abdominal chez l'enfant
- ✓ Tu évoqueras une décompensation hyper-osmolaire devant des troubles de conscience chez un sujet âgé déshydraté
- ✓ Tu respecteras scrupuleusement les contre-indications des biguanides et arrêteras ces médicaments en cas d'hypoxie tissulaire ou de risque d'insuffisance rénale aiguë pour éviter une acidose lactique

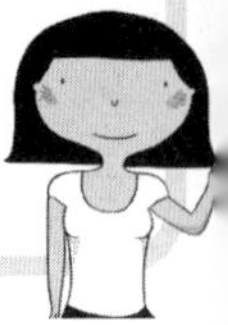

La question

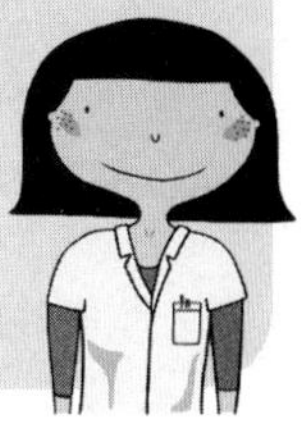

DÉFINITION

- Le diabète est caractérisé par une **hyperglycémie chronique** diagnostiquée si :
  - **glycémie à jeun > 1,26 g/L** (7 mmol/L) à deux reprises (en dehors d'un épisode intercurrent)
  - glycémie > 2 g/L (11 mmol/L) à n'importe quel moment de la journée avec des signes cliniques (amaigrissement, syndrome polyuro-polydipsique).
- Entre 1 et 1,26 g/L, on parle *d'hyperglycémie modérée à jeun*

- **Deux types**
  - **type 1 :** *carence absolue en insuline* par destruction des cellules béta-pancréatiques (auto-immunité +++ : anticorps anti-GAD et anti-IA2)
  - **type 2 :** *insulinorésistance* hépatique et tissulaire (muscle, tissu adipeux), avec augmentation de la production hépatique de glucose = insulinopénie relative à terme
    (se référer au tableau ci-dessous)

Critères	Diabète de type 1	Diabète de type 2
Âge de survenue	**Plutôt avant 35 ans** (pic à l'adolescence) *mais possible à tout âge* +++	Plutôt après 35 ans
Antécédents familiaux	Rares (mais prédisposition génétique sur groupe HLA-DR3 et –DR4)	**Fréquents** +++
Présentation initiale habituelle	Début brutal, **explosif** **Symptômes bruyants** +++ - *syndrome cardinal* (amaigrissement, polyphagie, polyuro-polydipsie) - troubles visuels transitoires - *douleurs abdominales* (en cas d'acido-cétose ; enfant +++)	Lent, **insidieux** (début 10-15 ans avant le diagnostic) **Symptômes pauvres :** - polyurie - polydipsie - *infections urinaires* récidivantes - *mycoses* (génitales +++) - acanthosis nigricans (signe d'insulinorésistance) (voir image ci-contre)
Poids	Le plus souvent normal (ou maigre)	**Surpoids ou obésité** Morphotype **androïde** +++
Glycémie	Souvent élevée > 3 g/L avec cétose initiale	Modérément élevée ≤ 2,50 g/L *habituellement sans cétose*
Complications dégénératives	Absentes au diagnostic Mortalité par insuffisance rénale +++	**Présente dans 50 % des cas** (coronaropathie, rétinopathie) Mortalité **cardiovasculaire** +++

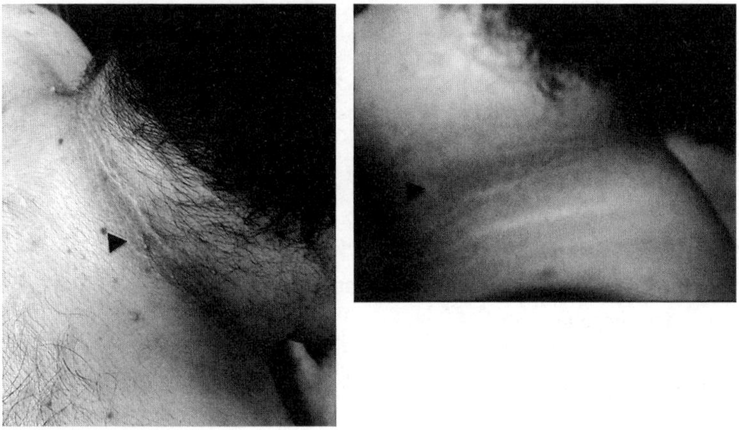

Acanthosis nigricans

- Si le diabète de type 1 est relativement peu fréquent (8 à 10 nouveaux cas/100 000 habitants/an en France ; augmentation récente en particulier avant l'âge de 5 ans +++), il existe une **véritable épidémie mondiale de diabète de type 2,** en lien direct avec la prévalence de l'obésité (USA, pays d'Asie du Sud-Est).
- En France = 3,5 millions de diabétiques dont 300 000 diabétiques de type 1
- Cela justifie un **dépistage des patients par la glycémie à jeun :** tous les 3 ans après 40 ans en l'absence de facteurs de risque, ou annuellement en cas de facteurs de risque :
  - surpoids ou obésité (androïde +++)
  - apparenté au premier degré porteur d'un diabète de type 2
  - antécédent de diabète gestationnel ou de macrosomie fœtale
  - antécédent de glycémie pathologique
  - hypertension artérielle
  - dyslipidémie

- **Autres types de diabète**
  - **diabète gestationnel**
  - **diabètes monogéniques :**
    - diabète mitochondrial
    - MODY (*Maturity Onset Diabetes of the Young*)
    - syndrome de Wolfram
  - **atteinte anatomique du pancréas endocrine :**
    - pancréatite chronique
    - pancréatectomie

  - cancer du pancréas
  - hémochromatose
  - mucoviscidose
- **inhibition fonctionnelle de l'insulino-sécrétion**
  - dénutrition et jeûne prolongé
  - phéochromocytome
  - hypokaliémies
- **insulinorésistance secondaire**
  - hypercortisolisme (endogène et iatrogène)
  - acromégalie
  - hyperthyroïdie
- **diabètes iatrogènes**
  - corticoïdes +++
  - immunosuppresseurs
  - laxatifs
  - antiprotéases
  - certains neuroleptiques
  - certaines thérapeutiques moléculaires ciblées utilisées en oncologie notamment
  - diurétiques hypokaliémiants...

PRISE EN CHARGE

Principes généraux

- Maladie chronique à vie
- Carte de diabétique
- **ÉDUCATION THERAPEUTIQUE +++** dont les objectifs sont fixés sur les besoins du patient (évoluent au cours du temps)
- ALD n° 8 (prise en charge à 100 %)
- Association de malades, soutien psychologique le cas échéant
- *Prise en charge des facteurs de risque cardiovasculaire associés* +++ (HTA, dyslipidémie, tabagisme...)

Le but est de retarder l'apparition et la gravité des complications dégénératives +++.

Cible = HbA1c < 7 % le plus souvent +++ (sauf patient fragile ou avec complications vasculaires où la cible peut être relevée à 8 %) qui correspond à une glycémie moyenne de 1,50 g/L.

Règles hygiéno-diététiques

- **type 1** : alimentation *normale*, normocalorique, équilibrée, *sans interdit:* adaptation du traitement insulinique aux apports glucidiques
- **type 2** : alimentation équilibrée normocalorique (ou hypocalorique si surpoids ou obésité), en 3 repas, sans collations, avec 50 à 55 % de glucides (en limitant les apports de glucides purs à moins de 10 %), 30 à 35 % de lipides et 15 à 20 % de protéines

Maintenir une **activité physique régulière +++** compatible avec l'état de santé du patient.

Traitement

- **DT1 : insulinothérapie = traitement palliatif À VIE. Si arrêt, risque d'acido-cétose et donc de décès.**
  - Plusieurs schémas possibles :
    - basal/bolus (un analogue lent type glargine ou détémir avec un analogue rapide à chaque repas/collation)
    - pompe à insuline : plus flexible mais plus contraignante et plus coûteuse +++ (échec du basal/bolus, diabète instable, enfants et adolescents +++, grossesse)
    - 2 à 3 injections avec des mélanges = prémix associant de l'insuline rapide et de l'insuline intermédiaire (NPH), le chiffre indiquant le pourcentage d'insuline rapide (MIX30 = dans 100 u, il y a 30 u de rapide et 70 u de NPH)

  Sous couvert d'une *auto-surveillance glycémique régulière !*

  Effets secondaires :
    - hypoglycémies +++ (éducation !)
    - prise de poids
    - lipodystrophies si pas de rotation des sites d'injection

- **DT2 : mesures hygiéno-diététiques +++ pendant 3 mois puis recours aux antidiabétiques oraux (ADO) : Flashcode Recos HAS 2013**
  - 1re intention = **biguanides** +++ (metformine)
  - si échec : association à un sulfamide hypoglycémiant

- si échec : trithérapie avec sitagliptine ou acarbose si < 1 % à la cible d'HbA1C sinon passage à une insulinothérapie (insuline basale en ajout +++ puis intensification selon les mêmes règles que le type 1)

En cas d'intolérance aux sulfamides ou de risque hypoglycémique important ou de prise de poids, on peut avoir recours en bithérapie à un inhibiteur de la DPP-4 (sitagliptine +++) ou à un analogue des récepteurs du GLP-1 (exénatide, liraglutide)
En cas de pathologie aiguë ou de contre-indication aux ADO : recours à une insulinothérapie +++
L'*auto-surveillance n'est pas systématique* chez le DT2 en l'absence d'insulinothérapie, ou de risque d'hypoglycémie.

Classes thérapeutiques	Molécules	Cibles/Effets attendus	Contre-indications	Effets indésirables
Biguanides	**Metformine** (Glucophage®, Stagid®)	Diminution de l'insulinorésistance (hépatique >> tissulaire) Diminution de la production hépatique de glucose	Insuffisance rénale avec clairance < 45 ml/min (adaptation entre 30 et 45) Insuffisance hépatique Insuffisance cardiaque Hypoxie tissulaire Grossesse et allaitement	Digestifs +++ (diarrhée = prise en milieu ou fin de repas) Acidose lactique (rare)
Sulfamides hypoglycémiants	**Gliclazide** (Diamicron®) **Glibenclamide** (Daonil®, Hémi-Daonil®, Daonil faible®) **Glimépiride** (Amarel®)	Stimulation de l'insulinosécrétion	Insuffisance rénale avec clairance < 30 ml/min Insuffisance hépatique Grossesse et allaitement	Hypoglycémies +++ Prise de poids modérée Allergie

Classes thérapeutiques	Molécules	Cibles/Effets attendus	Contre-indications	Effets indésirables
Glinides	**Répaglinide** (Novonorm®)	Stimulation de l'insulinosécrétion	Insuffisance hépatique Grossesse et allaitement	Hypoglycémies
Inhibiteurs de l'α-glucosidase	**Acarbose** (Glucor®) **Miglitol** (Diastabol®)	Blocage de l'hydrolyse des glucides complexes = retard à l'absorption du glucose (et donc diminution de la glycémie post-prandiale)	Pathologies digestives	Troubles digestifs +++ (flatulences, diarrhées)
Inhibiteurs de la dipeptidyl-peptidase 4 (I-DDP4)	**Sitagliptine** (Januvia®, Xélévia®) **Vildagliptine** (Galvus®) **Saxagliptine** (Onglyza®)	Stimulation de la libération d'insuline glucose-dépendante (effet incrétine)	Insuffisance hépatique Insuffisance rénale sévère Grossesse et allaitement	Céphalées Alllergie
Analogues du récepteur du GLP-1	**Exénatide** (Byetta®) **Liraglutide** (Victoza®)	Stimulation de la libération d'insuline glucose-dépendante (effet incrétine) Effet sur la vidange gastrique	Insuffisance hépatique Insuffisance rénale modérée et sévère ATCD de pancréatite ? Grossesse et allaitement	Allergie Troubles digestifs (nausées, vomissements) Pancréatite aiguë ?

Classes thérapeutiques	Molécules	Cibles/Effets attendus	Contre-indications	Effets indésirables
Inhibiteurs des SGLT-2 (cotransporteur sodium-glucose des tubules rénaux) (*commercialisation en attente*)	**Canagliflozine** (Invokana®) **Dapagliflozine** (Forxiga®) **Empagliflozine** (Jardiance®)	Diminution de la réabsorption tubulaire de glucose	Insuffisance hépatique Insuffisance rénale modérée et sévère Grossesse et allaitement	Glycosurie Infections urinaires basses Mycoses génitales

SUIVI

- Surveillance **à vie +++**
- **Consultation tous les trois mois** avec
  - *examen clinique :* poids, tension artérielle, examen cardiovasculaire, examen des pieds +++ et test au monofilament, recherche de signes de neuropathie
  - dosage de l'*HbA1c*
- **Tous les ans**
  - consultation ophtalmologique avec fond de l'œil
  - ECG
  - bilan lipidique
  - bilan rénal (créatinine + clairance, microalbuminurie)
  - bilan dentaire et gingival
- Le **bilan des complications est réalisé d'emblée lors de la découverte du diabète de type 2** et est **orienté par l'examen clinique +++** : échographie cardiaque, Doppler artériel des troncs supra-aortiques et des membres inférieurs, épreuve d'effort…
- Pour le **diabète de type 1, un fond de l'œil à 5 ans d'évolution** puis bilan en fonction de l'équilibre glycémique (systématique après 10 ans d'évolution). Le bilan cardiovasculaire sera réalisé en fonction de l'âge du patient, des facteurs de risque associés et de la durée d'évolution du diabète.

COMPLICATIONS DÉGÉNÉRATIVES

- L'hyperglycémie chronique est responsable d'une glycation des protéines participant à une altération endothéliale et à un stress oxydatif, aboutissant à un épaississement de la membrane basale et à une hypercoagulabilité avec athérosclérose accélérée

- Deux groupes
  - **microangiopathie :** œil, rein, nerfs = *DT1* +++
  - **macroangiopathie :** cœur, gros vaisseaux (AOMI et AVC) = *DT2* +++

Rétinopathie diabétique

- C'est la première cause de cécité en France avant 70 ans +++. Elle justifie un **dépistage systématique annuel par l'examen du fond de l'œil** et/ou les photographies par rétinographie non mydriatique
- *Pas d'angiographie en systématique* +++ : uniquement si anomalies au fond de l'œil (en préthérapeutique +++), le plus souvent associée à une OCT (en cas d'œdème maculaire).
- *Facteurs de risque*
  - ancienneté du diabète
  - mauvais contrôle glycémique
  - adolescence
  - grossesse
  - HTA associée

Trois stades
Absence de rétinopathie
• **Rétinopathie non proliférante** (minime à sévère) : - microanévrysmes - exsudats - nodules cotonneux - hémorragies punctiformes - anomalies microvasculaires intra-rétiniennes (AMIR)
• **Rétinopathie proliférante** (minime à sévère) : - plages d'ischémie - hémorragies rétiniennes en tâches ou AMIR - néo-vaisseaux
• **Rétinopathie proliférante compliquée :** - hémorragie du vitré - décollement de rétine tractionnel - glaucome néo-vasculaire → BAV avec risque de cécité

- Elle peut être associée à tous les stades à une **maculopathie diabétique :** œdème maculaire diffus ou focal/cystoïde, exsudats
- Le *traitement repose sur un équilibre glycémique et tensionnel* avant l'apparition puis comprend :
  - **panphotocoagulation au laser**
  - injection intra-vitréenne d'anti-VEGF
  - chirurgie des complications (vitrectomie,…)
- En cas de rétinopathie proliférante, l'équilibre glycémique doit être prudent (éviter les hypoglycémies qui risquent d'aggraver l'ischémie rétinienne +++)

Néphropathie diabétique

- Le diabète représente la première cause d'insuffisance rénale terminale et de mise en dialyse. Elle est liée à l'hyperfiltration glomérulaire.
- Facteurs de risque
  - ancienneté du diabète
  - mauvaise contrôle glycémique
  - HTA associée
- Le diagnostic est porté sur le contexte clinique, la mesure du débit de filtration glomérulaire (DFG) et la recherche d'une protéinurie (microalbuminurie puis protéinurie)
- La *ponction biopsie rénale sera réservée à des cas très précis, pour éliminer d'autres pathologies rénales associées* +++
  - absence de rétinopathie
  - apparition précoce (avant 10 ans de diabète)
  - évolution rapide
  - HTA sévère
  - hématurie +++ (jamais présente dans la néphropathie diabétique)

Cinq stades	
Stade 1 : Hypertrophie rénale = hyperfiltration glomérulaire isolée	1 an post-diagnostic
Stade 2 : Phase silencieuse	2 à 6 ans

Cinq stades	
Stade 3 : *Néphropathie incipiens :* microalbuminurie (30 à 300 mg/24h ou 20-200 mg/l ou 2,5-25/35 mg/mol de créatinine urinaire [H/F]) avec possible HTA associée et baisse du DFG	7 à 15 ans
Stade 4 : Néphropathie avérée : protéinurie permanente (> 0,3 g/24h) avec HTA et diminution du DFG	15 à 20 ans
Stade 5 : Insuffisance rénale : protéinurie massive avec HTA difficile à équilibrer et DFG effondré	20 à 30 ans

- La *prise en charge repose sur l'équilibre glycémique strict et le contrôle tensionnel* +++ en privilégiant l'utilisant des **IEC ou des ARAII.**
- Il faut veiller au *contrôle des autres facteurs de risque cardiovasculaire* +++ et éviter tous les produits néphrotoxiques (cf. prise en charge de l'insuffisance rénale chronique).

Neuropathie diabétique

C'est une complication plutôt tardive, favorisée par :

- le tabagisme
- la consommation d'alcool
- les carences vitaminiques et nutritionnelles
- l'âge
- l'existence d'une AOMI associée

Il en existe deux types :

- **Neuropathie sensitivo-motrice**
  - Le diagnostic est clinique +++ :
    - paresthésies distales (atteinte longueur dépendante) en chaussettes
    - parfois douloureuses
    - associées à une hypoesthésie symétrique
    - et une aréflexie ostéo-tendineuse
    - anomalie de perception du monofilament

- L'EMG n'est réalisé que dans les formes douteuses, ou dans les mononeuropathies isolées ou multiples.
- Elle peut atteindre les nerfs crâniens, en particulier les nerfs oculo-moteurs (paralysie transitoire le plus souvent lors de grands déséquilibres glycémiques +++).
- Sa principale complication est la déformation des pieds et l'absence de perception douloureuse = plaie chronique négligée…

- **Neuropathie autonome, par lésion du nerf vague et du système sympathique, avec différentes atteintes possibles :**
  - cardiovasculaire :
    - tachycardie de repos
    - allongement du QT
    - ischémie myocardique silencieuse +++
  - vasomotrice :
    - hypotension orthostatique
    - dyshidrose
  - digestive :
    - gastroparésie (= diabète instable +++)
    - diarrhée motrice
    - constipation
  - vésicale et génitale :
    - instabilité vésicale
    - dysurie
    - anéjaculation et éjaculation rétrograde
    - dysfonction érectile (polyfactorielle +++ : neuropathie, AOMI associée, participation psychogène, phimosis…)

  Le *seul traitement efficace est la prévention +++ par un bon contrôle glycémique.* Une fois installée, utilisation d'antalgiques classiques, d'anti-épileptiques ou d'antidépresseurs d'efficacité très variable.

Macroangiopathie

- C'est le risque majeur en particulier dans le DT2 +++ :
  - risque coronarien x 2 à 4
  - risque d'AVC ischémique x 1,5 à 2
  - risque d'AOMI x 5 à 10
- La physiopathologie n'est pas différente de la macro-angiopathie hors diabète. Les seules différences sont :
  - une **atteinte plus précoce +++**

- une **AOMI à la fois proximale et distale +++**
- l'**absence de douleur** en raison d'une neuropathie éventuelle :
  - AOMI stade IV
  - ischémie myocardique silencieuse +++ = toujours évoquer un IDM sur un déséquilibre glycémique même en l'absence de douleur ! ! !

- Le **dépistage est clinique :** examen cardiovasculaire, palpation et auscultation des trajets artériels, examen des pieds, mesure de l'index de pression systolique (IPS). L'**ECG doit être réalisé de manière annuelle.**
- Les examens complémentaires (échographie cardiaque, épreuve d'effort, Doppler...) sont orientés selon la clinique et les facteurs de risque.
- La prise en charge n'est pas différente de celle hors diabète mais repose avant tout sur la prévention et la gestion des facteurs de risque cardio-vasculaire associés et un bon équilibre glycémique +++.

Le pied diabétique

- Les lésions du pied sont favorisées par l'AOMI et la neuropathie. Leur **dépistage doit être systématique +++ :** examen des pieds (déformations, plaies, test au **monofilament**), palpation des pouls, examen des chaussures +++.

Gradation du pied
Grade 0 : absence de neuropathie et d'artériopathie
Grade 1 : neuropathie sensitive isolée
Grade 2 : association d'une neuropathie et d'une artériopathie, ou déformation
Grade 3 : antécédent(s) d'ulcération ou d'amputation

- **Formes cliniques**
  - **mal perforant plantaire :** plaie favorisée par la neuropathie sur une zone d'hypoesthésie (point d'appui +++ avec hyperkératose) = collection qui va s'infecter et progresser en profondeur (fusée plantaire) avec atteinte osseuse et/ou articulaire (ostéite, ostéo-arthrite) (voir image ci-dessous)
  - **ischémie (ou nécrose noire)**, par oblitération ou sténose d'une artère de moyen à petit calibre (AOMI)
  - **lésions complexes, mixtes** (neuropathie + AOMI)
  - **gangrène ou cellulite extensive** = urgence infectieuse vitale, avec sepsis sévère le plus souvent, essentiellement sur des plaies d'AOMI (penser au *Clostridium perfringens* si gangrène gazeuse)

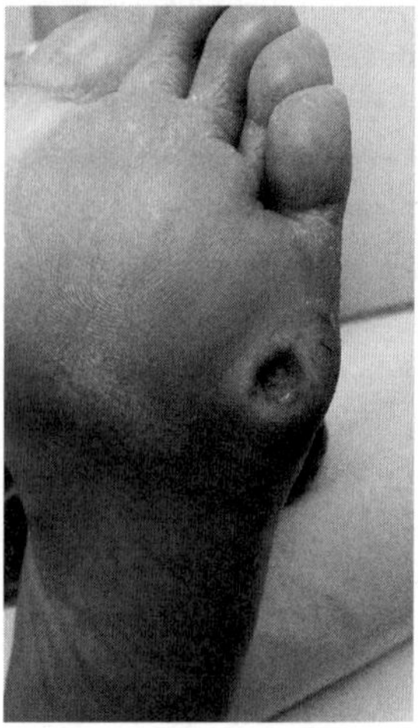

Mal perforant plantaire

- **Examens complémentaires**
  - NFS, CRP à la recherche d'un syndrome inflammatoire
  - radiographies du pied, IRM +++
  - biopsie osseuse chirurgicale si disponible
  - Doppler artériel des membres inférieurs

Prise en charge
• **Urgence thérapeutique** : hospitalisation • Rechercher l'étiologie, apprécier la sévérité • *Équilibre glycémique* +++ (insulinothérapie) • **Décharge complète systématique** jusqu'à cicatrisation complète • **Débridement** (médical) de la plaie : excision de l'hyperkératose et des tissus nécrosés, recherche d'un contact osseux +++ • Prise en charge par chirurgien vasculaire si ischémie critique • Résection chirurgicale des foyers d'ostéite et amputation si gangrène • Antalgiques • Anticoagulation prophylactique • *Antibiothérapie non systématique* +++ (sauf si sepsis sévère ou ostéite avérée) • **Prévention du tétanos +++**

- **Prévention essentielle +++**
  - éducation du patient +++
  - protéger ses pieds : pas de marche pieds nus, chaussage adapté, pas de soins avec des outils coupants, pas d'utilisation de produits corrosifs ou chauffants
  - inspection régulière à la recherche de plaies et/ou de déformation
  - hydratation des pieds
  - soins de pédicurie si besoin
  - équilibre glycémique et contrôle des facteurs de risque cardio-vasculaire +++

Autres complications

- **Infections :** plus grande sensibilité, en particulier pour les infections urinaires +++ et les mycoses
- **Dents :** maladie parodontale (liée à la prolifération bactérienne) = infections, abcès dentaires, gingivorragies, perte de dents

COMPLICATIONS MÉTABOLIQUES AIGUËS

Acido-cétose diabétique

C'est le témoin d'une **carence en insuline**, *absolue* (DT1 inaugural, interruption de traitement) *ou relative* (DT1 et DT2 en présence d'un facteur déclenchant comme la grossesse, une infection, une corticothérapie, un IDM…)

- **Signes cliniques**
  - syndrome cardinal
  - *haleine cétonique* (« pomme reinette »)
  - *douleurs abdominales* (tableau pseudo-chirurgical chez l'enfant +++)
  - nausées, vomissements
  - *dyspnée de Kussmaul (*polypnée ample)
  - déshydratation globale
  - troubles de la conscience, éventuel coma

- **Diagnostic positif**
  - glycémie élevée (mais pas forcément très haute)
  - *cétonurie* à la bandelette urinaire
  - *acidose métabolique à trou anionique élevé* aux gaz du sang

Bilan en urgence
• **Glycémie veineuse** • **Gaz du sang** • Ionogramme sanguin (**kaliémie** +++) • Créatinine + clairance (insuffisance rénale fonctionnelle) • NFS, CRP (recherche d'un syndrome inflammatoire) • Hémocultures et ECBU systématiques *même en l'absence de fièvre* +++ • **ECG** pour éliminer un IDM silencieux ou trouble du rythme (hyperkaliémie)

Prise en charge
• **Urgence thérapeutique** ; pronostic vital mis en jeu • Transfert en **réanimation** (surtout si troubles de la conscience et si pH < 7) • Scope cardio-tensionnel • **Réhydratation massive** (4-6 L/24h) par sérum salé isotonique puis sérum glucosé à 5 % (quand glycémie < 2,50 g/L) • **Insulinothérapie** (insuline rapide uniquement) **par voie intra-veineuse** à la seringue électrique après un bolus IV, adapté à la glycémie (relais sous-cutané après disparition de la cétonurie) • *Supplémentation potassique systématique* (sauf signes ECG d'hyperkaliémie) • Traitement du facteur déclenchant • Prévention des complications de décubitus • Surveillance : glycémie capillaire, cétonurie, ECG, ionogramme sanguin

Décompensation hyper-osmolaire

L'hyperosmolarité est due à une déshydratation en raison de la polyurie osmotique liée à l'hyperglycémie. Elle s'observe chez le *sujet âgé* +++. Sa mortalité est élevée.

- **Facteurs favorisants**
  - âge > 80 ans
  - infection aiguë
  - utilisation de diurétiques
  - mauvaise accessibilité aux boissons (démence, dépendance…)
  - corticothérapie systémique

- **Signes cliniques**
  - polyurie
  - *déshydratation* globale
  - *troubles de la conscience* marqués pouvant aller jusqu'au coma

- **Signes biologiques**
  - glycémie très élevée (souvent > 5 – 6 g/L)
  - *natrémie normale ou élevée* (= une natrémie normale avec une hyperglycémie doit faire évoquer une décompensation hyperosmolaire +++)
  - hyperosmolarité
  - insuffisance rénale fonctionnelle
  - absence de cétonurie à la bandelette urinaire
  - absence d'acidose

Prise en charge
• **Urgence thérapeutique** ; pronostic vital mis en jeu • Transfert en **réanimation** si défaillance viscérale • Scope cardio-tensionnel • **Arrêt des diurétiques +++** • **Réhydratation prudente et lente** (4-8 L/24h) par sérum salé isotonique • **Insulinothérapie** (insuline rapide uniquement) **par voie intra-veineuse** à la seringue électrique après un bolus IV, adapté à la glycémie) • Recherche et traitement du facteur déclenchant • *Prévention des complications de décubitus* +++ • Surveillance : conscience, diurèse, glycémie capillaire, ionogramme sanguin, fonction rénale

Autres complications aiguës

- **Acidose lactique**

  Elle provient du catabolisme anaérobie du glucose, et survient donc **en cas d'hypoxie tissulaire**. Elle est **favorisée par les biguanides**, en cas d'accumulation de ceux-ci, donc en cas d'*insuffisance rénale* +++.

  Son pronostic est mauvais (mortalité, insuffisance rénale résiduelle…).
  - *Signes cliniques*
    - **syndrome douloureux prodromique +++** (douleurs diffuses, crampes musculaires, douleurs abdominales et thoraciques)
    - **troubles digestifs** (nausées, vomissements)
    - hyperpnée (mais sans haleine cétonique)
    - **oligo-anurie en l'absence de déshydratation +++**
    - troubles de la conscience de sévérité variable
    - collapsus

- Signes biologiques
  - glycémie élevée
  - *acidose métabolique à trou anionique élevé* aux gaz du sang (souvent sévère avec un pH < 7,00)
  - *hyperlactatémie* > 5 – 6 mmol/L
  - absence de cétonurie

Son *traitement est avant tout préventif* en respectant les contre-indications des biguanides et en les arrêtant dans les situations à risque d'hypoxie tissulaire ou d'insuffisance rénale aiguë (insuffisances d'organe, sepsis, anesthésie générale, injection de produit de contraste iodé…).

Prise en charge
• **Urgence thérapeutique ;** pronostic vital mis en jeu • Transfert en **réanimation** (surtout si troubles de la conscience et si pH < 7) • Scope cardio-tensionnel ; ventilation si besoin • *Pas de drogues vaso-constrictives* (aggraveraient l'hypoxie tissulaire +++) • **Arrêt des biguanides +++** • **Diurèse forcée par furosémide** • **Épuration extra-rénale** (hémodialyse ou dialyse péritonéale) permettant : – une alcalinisation rapide en évitant une surcharge volémique – d'éliminer lactates et biguanides • **Insulinothérapie** (insuline rapide uniquement) **par voie intra-veineuse** à la seringue électrique après un bolus IV, adapté à la glycémie • Prévention des complications de décubitus +++ • Surveillance : glycémie capillaire, ionogramme sanguin, fonction rénale, ECG

- **Hypoglycémies (cf. item 238)**
  - Elles sont favorisées par :
    - un **jeûne** prolongé avec mauvaise adaptation du traitement
    - un retard d'alimentation par rapport à la prise du traitement
    - une **erreur diététique**
    - une **erreur de dose**/d'injection d'insuline +++ (penser aux lipodystrophies, aux erreurs de stylos injecteur)
    - une erreur de dose ou de prise d'insulinosecréteurs (sulfamides, glinides) ou surdosage (insuffisance rénale +++)
    - une **activité physique** prévue ou non
    - la consommation d'**alcool**
    - l'introduction d'un nouveau traitement ou l'arrêt d'un traitement (glucocorticoïdes +++)

- Souvent il n'y a pas de cause clairement identifiée…
- Elles sont **d'autant plus fréquentes que le patient est proche des objectifs (HbA1c < 7 %)** et/ou qu'il existe une comorbidité associée :
  - insuffisance rénale ou hépatique
  - neuropathie autonome et gastroparésie
  - âge
  - diabète très déséquilibré depuis plusieurs mois…

Traitement : RESUCRAGE EN URGENCE ! ! !

Patient conscient :
- par **voie orale** à **15 grammes de glucides** d'index glycémique élevé (= 3 morceaux de sucre)
- privilégier les aliments liquides et plutôt froids

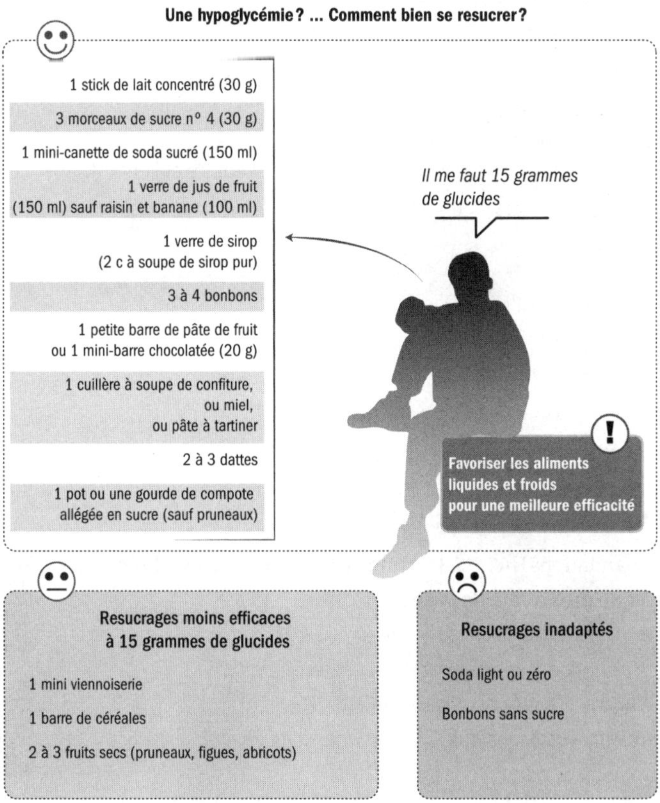

Fiche de resucrage

Patient inconscient :

- contre-indication du resucrage per os ! ! ! ! ! (risque de fausse-route +++)
- **apport glucosé par voie veineuse :** glucosé à 30 % (2 ampoules) +/- perfusion de glucosé à 10 % si traitement par sulfamides hypoglycémiants ou glinides
- si abord veineux impossible ou dans l'attente des secours = **glucagon** (1 mg) par voie IM ou SC, réalisable par les proches

ATTENTION, le glucagon n'est pas indiqué chez le diabétique de type 2 sous antidiabétique oral (risque de majoration de l'hypoglycémie par l'effet insulinosécréteur initial, pharmacologique, du glucagon) ou en cas d'insuffisance hépatique car absence de réserve en glycogène = risque d'hypoglycémie rebond +++

▶ Liens transversaux

Item n° 219 Facteurs de risque cardiovasculaire et prévention
Item n° 223 Artériopathie oblitérante de l'aorte, des artères viscérales et des membres inférieurs ; anévrysmes
Item n° 238 Hypoglycémie
Item n° 251 Obésité de l'enfant et de l'adulte
Item n° 252 Nutrition et grossesse
Item n° 261 Insuffisance rénale chronique chez l'adulte et l'enfant

Icono-clé

+ Acanthosis nigricans
+ Mal perforant plantaire
+ Fiche de resucrage

Liens bibliographiques, pour aller plus loin

- Recommandations HAS 2013 : Stratégie médicamenteuse du contrôle glycémique du diabète de type 2
  http://www.has-sante.fr/portail/jcms/c_1022476/fr/strategie-medicamenteuse-du-controle-glycemique-du-diabete-de-type-2
- Guide ALD8 – Diabète de type 2 (HAS 2007)
  http://www.has-sante.fr/portail/upload/docs/application/pdf/ald8_guide-medecin_diabetetype2_revunp_vucd.pdf

QUESTIONS D'ENTRAÎNEMENT

51. QRM/Parmi les examens complémentaires suivants, le(s)quel(s) est(sont) indispensable(s) lors du diagnostic d'un diabète sucré de type 2 ?
    A. Examen du fond de l'œil
    B. Angiographie à la fluorescéine
    C. ECG douze dérivations
    D. Échographie cardiaque transthoracique
    E. Doppler artériel des membres inférieurs
    F. Doppler artériel des troncs supra-aortiques
    G. Électromyogramme des quatre membres
    H. Aucun

52. QRM/Vous suivez Monsieur T., 54 ans, pour une obésité androïde ancienne. Il se plaint depuis deux mois d'un syndrome polyuro-polydipsique pour lequel vous avez fait réaliser une glycémie veineuse à jeun dont le résultat est 2.17 g/L (11.9 mmol/L). Quel(s) examen(s) vous est(sont) nécessaire(s) pour porter le diagnostic de diabète sucré de type 2 chez ce patient ?
    A. Une nouvelle glycémie veineuse à jeun 15 jours plus tard
    B. Un dosage d'HbA1c
    C. Une hyperglycémie provoquée par voie orale à 75 grammes de glucose
    D. Une nouvelle glycémie veineuse
    E. Un dosage de fructosamine
    F. Aucun

53. QRM/Madame F. est diabétique de type 2 traitée par metformine (1 000 mg 3 fois par jour) et gliclazide (90 mg/jour). Elle est hypertendue traitée par irbésartan, et présente une dyslipidémie mixte pour laquelle elle prend quotidiennement de la rosuvastatine. Sur l'année qui vient de s'écouler, toutes ses HbA1c étaient comprises entre 8.1 et 8.4 %. Quelle(s) attitude(s) privilégiez-vous pour adapter le traitement anti-diabétique de cette patiente ?
    A. Ajout d'un inhibiteur de l'alpha-glucosidase
    B. Ajout de sitagliptine
    C. Ajout d'un analogue du récepteur du GLP-1
    D. Ajout d'une insuline NPH au coucher
    E. Ajout d'un glinide
    F. Ajout d'un analogue lent de l'insuline au coucher

54. QRM/Parmi les signes cliniques suivants, le(s)quel(s) peut(vent) s'intégrer dans le cadre d'une neuropathie végétative compliquant un diabète sucré ?
   A. Tachycardie de repos
   B. Dyshidrose
   C. Paresthésies des membres inférieurs
   D. Diarrhée
   E. Aréflexie rotulienne
   F. Dysfonction érectile
   G. Hypertension artérielle
   H. Incontinence urinaire

55. QRM/Votre patient, Monsieur X., 64 ans, est traité par une association de metformine et de sitagliptine à dose fixe (respectivement 1 000 mg et 50 mg, 2 fois par jour) dans le cadre d'un diabète sucré de type 2. Parmi les effets secondaires suivants, le(s) quel(s) peu(ven)t être imputable(s) à son traitement anti-diabétique ?
   A. Anémie macrocytaire
   B. Diarrhée
   C. Flush
   D. Hypoglycémie
   E. Prise de poids
   F. Prurit

56. QRM/Parmi les éléments suivants, lesquels sont impliqués dans la physiopathologie de l'acidocétose diabétique ?
   A. Déshydratation
   B. Hyperhydratation
   C. Carence en insuline
   D. Diurèse osmotique
   E. Lipolyse
   F. Hypoxie tissulaire
   G. Insulinorésistance périphérique
   H. Néoglucogenèse hépatique

N° 251. Obésité de l'enfant et de l'adulte

- Diagnostiquer une obésité de l'enfant et de l'adulte.
- Argumenter l'attitude thérapeutique et planifier le suivi du patient.

▶ Statistiques ECN

2004 (Dossier 2)
2006 (Dossier 5)
2011 (Dossier 3)

▶ En quelques mots clés

- IMC
- Obésité secondaire
- Règles hygiéno-diététiques
- Gynoïde/Androïde
- Cushing
- Facteurs de risque cardiovasculaire

Dix commandements

✓ Tu pèseras ton patient déshabillé et détermineras son indice de masse corporelle
✓ Tu mesureras le tour de taille de ton patient pour déterminer son morphotype (androïde/gynoïde)
✓ Tu rechercheras des arguments en faveur d'une obésité secondaire, en particulier une endocrinopathie (hypercortisolisme +++)
✓ Tu dépisteras les complications de toute obésité, en particulier métaboliques (diabète)
✓ Tu dépisteras de manière systématique un syndrome d'apnées du sommeil
✓ Tu dépisteras et traiteras les autres facteurs de risque cardio-vasculaire (HTA, dyslipidémie…)
✓ Tu encourageras la pratique d'une activité physique régulière
✓ Tu prescriras un régime hypocalorique équilibré en 3 repas, sans collation, sans être trop restrictif
✓ Tu éduqueras ton patient et son entourage pour maintenir une hygiène de vie et une alimentation saine
✓ Tu orienteras ton patient vers la chirurgie bariatrique uniquement en cas d'obésité morbide ou de complications, après avoir bien conduit ton régime pendant au moins 6 à 12 mois

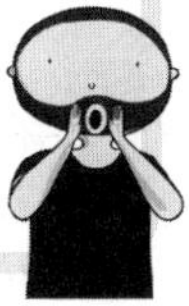

Pas facile de faire une blague légère sur ce sujet...

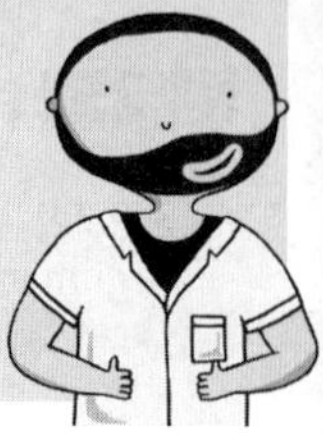

La question

DÉFINITION

- L'obésité est définie comme un excès de **masse grasse** dans l'organisme
- **En pédiatrie,** les seuils définissant l'obésité sont établis par **comparaison à des populations de référence :**
  - **obésité si IMC ≥ 97e percentile**
  - **surpoids** si IMC compris entre le 90e et le 97e percentile
- **Pour les enfants obèses,** on obtient une meilleure précision un utilisant le **Z-score,** qui est la différence entre la valeur individuelle d'IMC et la médiane d'une population de référence, divisée par l'écart-type de celle-ci = **obésité si Z-score ≥ 2 DS.**
- **IMC** = Poids/Taille^2 (Indice de Quetelet)
  IMC 25-30 kg/m^2 = surpoids
  IMC 30-35 kg/m^2 = obésité de grade I
  IMC 35-40 kg/m^2 = obésité de grade II
  IMC > 40 kg/m^2 = obésité de grade III
- Répartition des graisses = rapport **tour de taille/tour de hanche** (T/H)
  - **Gynoïde** (femme) : excès de masse grasse **sous-cutanée**, région cruro-pelvienne (T/H<0.9), **complications mécaniques +++**
  - **Androïde** (homme > femme) : excès de masse grasse **viscérale intra-abdominale** (T/H>1), **complications métaboliques et cardiovasculaires +++**

ÉPIDÉMIOLOGIE

- **Problème majeur de santé publique** : prévalence croissante **atteignant chez l'adulte 12-14 % pour l'obésité et plus de 40 % pour le surpoids** *(plus de la moitié des Français adulte sont obèses ou en surpoids).*
- Maladie nutritionnelle de l'enfant la plus fréquente dans les pays industrialisés
- Plus de 70 % des enfants obèses le resteront à l'âge adulte

ÉTIOLOGIES

- **Dans la très grande majorité des cas : obésité primaire multifactorielle**
  - Prédisposition génétique
  - Excès d'apports énergétiques
  - Sédentarité
  - Facteurs socio-économiques
  - Facteurs ethniques/géographiques (Amérique du Nord, Océanie...)

  Causes favorisantes : arrêt du tabac, ménopause, certains médicaments (contraception oestro-progestative, neuroleptiques, corticothérapie...)

- **Obésité secondaire (rare mais à rechercher cliniquement ++)**
  - **Syndrome de Cushing** : obésité facio-tronculaire, faciès lunaire, bosse de bison, comblement des creux sus-claviculaires, amyotrophie, autres signes d'hypercorticisme
  - **Hypothyroïdie**
  - **Insulinome** : hyperinsulinisme tumoral
  - **Atteinte hypothalo-hypophysaire** : craniopharyngiome, tumeur du plancher du V3, macroadénome hypophysaire
  - **Obésité syndromique** (syndrome de Prader-Willi : dysmorphie, retard mental, comportement compulsif, retard pubertaire)
  - **Obésité génétique** (mutation du gène de la leptine...)

  En pédiatrie, le **ralentissement de la vitesse de croissance** doit faire rechercher une obésité secondaire ++ (intérêt des courbes de corpulence) (voir schémas ci-dessous).

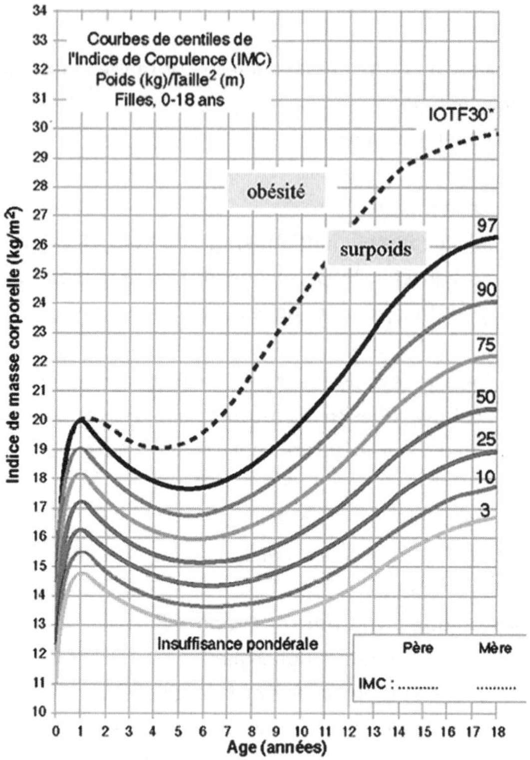

COMPLICATIONS

- Augmentation de la morbi-mortalité (origine cardio-vasculaire ++)

- **Mécaniques**
  - Coxarthrose
  - Gonarthrose
  - Nécrose ischémique de la tête fémorale
  - Rachialgies, hernie discale
  - Épiphysiolyse aiguë chez l'enfant (symptomatologie de fracture du col fémoral)

- **Métaboliques**
  - Dyslipidémie, hypertriglycéridémie
  - Intolérance aux hydrates de carbone, diabète de type 2
  - Syndrome métabolique
  - Hyperuricémie

- **Cardiovasculaires**
  - HTA
  - Coronaropathie
  - Athérosclérose (s'installe dès l'enfance, irréversible indépendamment de la persistance de l'obésité à l'âge adulte)
  - Insuffisance cardiaque
  - Insuffisance veineuse

- **Respiratoires**
  - Dyspnée d'effort, asthme d'effort
  - Syndrome restrictif
  - Syndrome d'apnées du sommeil +++
  - Hypoventilation alvéolaire

- **Hépatiques et digestives**
  - Stéatose hépatique
  - Lithiases biliaires
  - Hernie hiatale, RGO

- **Gynéco-obstétriques**
  - Troubles de la fertilité
  - Syndrome des ovaires polykystiques
  - Toxémie gravidique
  - Complications obstétricales et fœtales

- **Certains cancers**
  - Cancers hormono-dépendants (sein +++, endomètre)
  - Cancers colo-rectaux
  - Cancer de la thyroïde

- **Diverses**
  - Hydrocéphalie à pression normale
  - Glomérulopathie
  - Dermatologique : Intertrigos

- **Psychologiques**
  - Anxiété
  - Syndrome dépressif
  - Difficultés de socialisation

EXAMEN CLINIQUE

- **Interrogatoire**
  - **Antécédents** personnels et familiaux
  - **Histoire pondérale** : poids de naissance, âge du rebond d'adiposité, ancienneté de l'obésité (élément pronostique), chronologie de la prise de poids et évolutivité, courbes auxologiques, poids maximal, tentatives d'amaigrissement (techniques, efficacité, *cause alléguée de la récidive*), circonstances favorisantes à la prise de poids
  - **Enquête alimentaire** : rythme et composition des repas, grignotages, troubles du comportement alimentaire (boulimie, compulsions...), consommation d'alcool
  - **Contexte psychosociologique** : dépression, anxiété, isolement social, moyens financiers/précarité
  - **Évaluation de l'activité physique**
  - **Dépistage des apnées du sommeil** : questionnaire d'**Epworth et de Berlin**

- **Examen clinique**
  - IMC = degré de l'obésité
  - Rapport tour de taille/tour de hanche
  - Rechercher un **acanthosis nigricans** (pigmentation noirâtre sur peau épaissie, localisée principalement au cou et aux aisselles) : signe clinique de l'**insulino-résistance (cf. icono ci-contre)**
  - ÉLIMINER une **fausse obésité** : ascite, oedèmes, hypertrophie musculaire
  - Rechercher des **signes d'obésité secondaire**
  - Mesurer la **tension artérielle avec un brassard adapté**

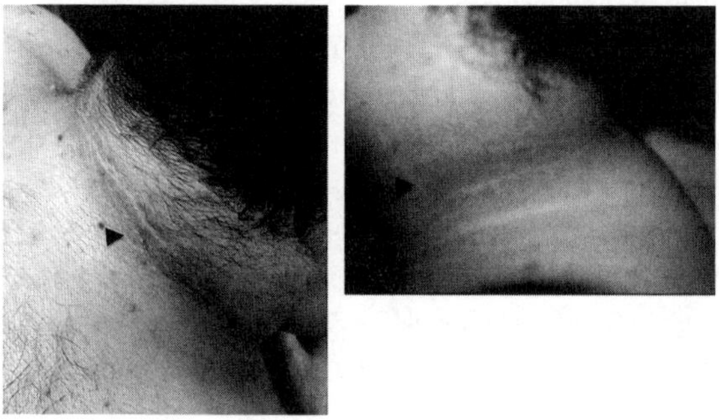

Acanthosis nigricans

EXAMENS COMPLÉMENTAIRES

- Glycémie et insulinémie à jeun et post-prandiale +/- HGPO pour dépister un diabète de type 2
- Exploration d'une anomalie lipidique
- Créatinine, Uricémie, Bandelette urinaire
- Bilan hépatique complet (stéatose)
- ECG
- Oxymétrie nocturne +/- polysomnographie (en fonction de la clinique)

TRAITEMENT

- Il s'agit d'un **véritable projet d'éducation thérapeutique** +++
- **Dépistage** des sujets à risque :
  - Antécédent familial d'obésité au premier degré
  - Rebond d'adiposité précoce (< 6 ans)
  - Sédentarité
  - Faible niveau socio-économique

  Prévention ++ (hygiène de vie)
- **Régime alimentaire** (nécessité d'intervention d'une diététicienne) :
  - Hypocalorique
  - Equilibré (50 % de glucides, 30 % de lipides, 20 % de protéines),
  - Eviction des sucres rapides, des graisses saturées, de l'alcool
  - Rythme alimentaire régulier : 3 repas par jour, pas de grignotages, pas de saut de repas

- **Activité physique régulière +++**
- Accompagnement par les soignants et si nécessaire **psychothérapie** de soutien
- Éducation de la famille (en pédiatrie) et accompagnement social
- **Traitement étiologique** en cas d'obésité secondaire ++
- Dépistage et prise en charge des **complications de l'obésité et des autres facteurs de risque cardiovasculaire :** c'est un objectif majeur et immédiat +++
- **Chirurgie bariatrique :**
    - *Indications* : IMC > 40 kg/m² ou IMC > 35 kg/m² avec comorbidités, en deuxième intention, après échec d'un traitement médical bien conduit pendant 6 à 12 mois
    - *Techniques* : gastroplastie (anneau), sleeve gastrectomie, by-pass gastrique
- **Objectif** : perte de poids de 5 à 15 % du poids initial dans les 6 premiers mois puis stabilisation
- **Suivi régulier** (endocrinologue/diététicienne)

▶ Liens transversaux

Item n° 69 Troubles des conduites alimentaires chez l'adolescent et l'adulte
Item n° 219 Facteurs de risque cardio-vasculaire et prévention
Item n° 242 Adénome hypophysaire
Item n° 245 Diabète sucré de types 1 et 2 de l'enfant et de l'adulte. Complications
Item n° 246 Prévention primaire par la nutrition chez l'adulte et l'enfant

Icono-clé

+ Acanthosis nigricans
+ Courbe de corpulence

Lien bibliographique, pour aller plus loin

- Obésité : prise en charge chirurgicale chez l'adulte, HAS, Recommandations de bonnes pratiques, janvier 2009
http://www.has-sante.fr/portail/upload/docs/application/pdf/2009-04/obesite_-_prise_en_charge_chirurgicale_chez_ladulte_-_synthese_des_recommandations.pdf

QUESTIONS D'ENTRAÎNEMENT

57. QRM/Parmi les situations suivantes, la(es)quelle(s) constitue(nt) une contre-indication à une chirurgie bariatrique chez un patient de 53 ans, diabétique de type 2 traité par vildagliptine (100 mg par jour) ?
    A. Une boulimie
    B. Un IMC à 36,7 kg/m^2
    C. Un cancer de prostate métastatique
    D. Une gonarthrose bilatérale
    E. Un IMC à 41,4 kg/m^2
    F. Une schizophrénie non traitée
    G. Une hernie hiatale

58. QRM/Parmi les conseils diététiques suivants, lequel n'est pas adapté à une patiente de 47 ans qui présente une obésité massive (IMC 41,2 kg/m2), compliquée d'une hypertension artérielle traitée par aténolol 50 mg/jour et d'un diabète sucré de type 2 traité par metformine (1 000 mg 2 fois par jour) ?
    A. Manger 5 fruits et légumes par jour
    B. Limiter les apports quotidiens en sel
    C. Limiter l'apport alimentaire quotidien à 1 000 kcal
    D. Eviter les glucides d'index glycémique élevé
    E. Avoir une activité physique régulière à type de marche

59. QRM/Madame S., 42 ans, mariée, 2 enfants, vous est adressée par son médecin traitant en raison d'une prise pondérale (plus 12 kg en un an) alors que ses habitudes alimentaires n'ont pas changé. Parmi les éléments cliniques suivants, le(s)quel(s) vous orienterai(en)t vers un hypercortisolisme ?
    A. Amyotrophie des ceintures
    B. Hypertension artérielle paroxystique
    C. Tachy-arythmie
    D. Comblement des creux sus-claviculaires
    E. Ostéoporose rachidienne
    F. Vergetures fines et claires au niveau de l'abdomen
    G. Fragilité vasculaire

N° 252. Nutrition et grossesse

- Connaître les besoins nutritionnels de la femme enceinte.
- Connaître l'impact de la nutrition maternelle sur la santé à long terme de l'enfant.
- Savoir prévenir des carences nutritionnelles pendant la grossesse.
- Dépister et prendre en charge le diabète gestationnel.

▶ **Statistiques ECN**

2006 (Dossier 1)

▶ **En quelques mots clés**

- Au moins 1 600 kcal/j
- Zéro alcool
- Alimentation équilibrée
- Dépistage sur facteurs de risque
- Macrosomie
- Programmation

Dix commandements

- ✓ Tu conseilleras une alimentation équilibrée avant toute grossesse, sans restriction calorique en dessous de 1 600 kcal/jour
- ✓ Tu n'interdiras pas les édulcorants pendant la grossesse
- ✓ Tu banniras l'alcool pendant la grossesse
- ✓ Tu veilleras à ce que la femme enceinte ne soit pas exposée à une carence, sinon tu la traiteras (fer, iode, vitamine D, calcium)
- ✓ Tu dépisteras le diabète gestationnel uniquement chez les femmes à risque (âge > 35 ans, IMC > 25 kg/m^2, ATCD familial de diabète, ATCD personnel de diabète gestationnel et/ou de macrosomie)
- ✓ Tu réaliseras le dépistage du diabète gestationnel par une glycémie à jeun au premier trimestre et une HGPO à 75 grammes de glucose entre 24 et 28 SA
- ✓ Tu n'oublieras pas de dépister un diabète de type 2 après une grossesse avec diabète gestationnel
- ✓ Tu programmeras toute grossesse diabétique avec une cible d'HbA1c à 6,5 %
- ✓ Tu arrêteras les anti-diabétiques oraux avant la grossesse
- ✓ Tu organiseras un suivi rigoureux et multidisciplinaire d'une grossesse diabétique, en t'adressant à un service référent

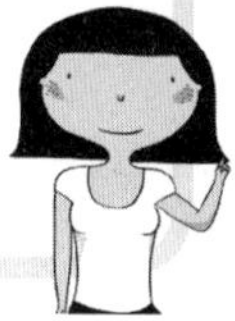

Il y a des restrictions, oui, mais bon, c'est pas la peine d'en faire un fromage. Ou alors au lait pasteurisé !

La question

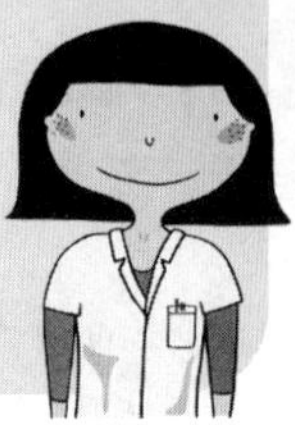

BESOINS NUTRITIONNELS DE LA FEMME ENCEINTE

L'apport calorique moyen est de **25 à 35 kcal/kg/j** (basé sur le poids avant la grossesse), soit de 1700 **à 2500 kcal/jour**.
Il est déterminé individuellement :
- selon l'IMC préconceptionnel
- la prise de poids gestationnelle
- les habitudes de consommation

La ration quotidienne **ne doit jamais être inférieure à 1600 kcal/j** (même en cas de restriction calorique +++) afin de couvrir les besoins minimum.

- **Besoins physiologiques liés à la grossesse**
  - + 150 kcal au 1er trimestre
  - + 250 kcal aux 2e et 3e trimestres

- **Hydratation**
  - **2,5 litres/jour** (1,5 litre par les boissons, 1l fourni par les aliments) = privilégier les eaux riches en calcium et en magnésium

ALCOOL : INTERDIT !

- **Répartition quotidienne en fonction de l'apport énergétique total (AET)**

	% de l'AET quotidien	Sources/Remarques
Protéines	10 à 15 % 0,9 g/kg/j	Varier les viandes +++ Penser aux viandes rouges, abats et œufs (riches en fer) Poisson : deux fois par semaine Légumineuses pour protéines végétales et fer
Lipides	35 à 40 % dont 10g/j d'oméga-3 (4,4 %) et 2g/j d'oméga-6 (0,9 %)	Varier les matières grasses d'assaisonnement Favoriser les matières grasses végétales et limiter les matières grasses animales
Glucides	50 à 55 % avec maxi 10 % de sucres purs	Consommer des féculents à chaque repas en quantité adaptée *Consommation d'édulcorant autorisée* dans la limite de la dose journalière admissible

- **Apports spécifiques**

	Apport quotidien recommandé	Sources/Remarques
Fibres	20 à 30 g	5 fruits et légumes par jour, céréales complètes Régularisent le transit Calment l'appétit
Vitamine D	10 µg (= 400 UI)	Matières grasses, fromage, laitages non écrémés, poissons gras…
Vitamine C	120 mg	Fruits et légumes frais
Vitamine B9	0,4 mg	Légumes à feuille, céréales complètes, légumineuses
Calcium	1 000 mg	= 4 produits laitiers par jour
Fer	25 à 35 mg	Viande, poisson, abats, céréales, légumes secs…
Iode	200 µg	Sel de table iodé, produits de la mer, lait et dérivés
Sel	8 g maxi.	

- **Prévention des carences**
  - **Alimentation équilibrée normocalorique avant la conception +++**
  - **Acide folique** (vitamine B9) à prendre au moins un mois avant la conception et jusqu'à 12 semaines de grossesse : diminue les anomalies de fermeture du tube neural
  - **Compléments alimentaires** uniquement en cas de carence ou si population à risque :
    - *fer :* anémie antérieure, adolescente, grossesses répétées, végétarienne, végétalienne
    - *vitamine D :* faible exposition solaire, phototype clair, fin de grossesse pendant l'hiver
    - *calcium :* absence de produits laitiers
    - *iode :* population à risque de carence (débattu +++)
  - **Situation particulière d'une grossesse après chirurgie bariatrique :** ces grossesses devraient être programmées +++.

    Une évaluation nutritionnelle complète, trois mois avant le début souhaité d'une grossesse, est recommandée. Ces 3 mois doivent permettre une correction des carences avant la conception et le début de grossesse (vitamine B9, B12, D, Fer). La poursuite de la supplémentation pendant la grossesse et sa surveillance sont impératives +++.

DIABÈTE GESTATIONNEL

Définition

Il s'agit d'un **trouble de la tolérance glucidique de sévérité variable, débutant ou diagnostiqué pour la première fois au cours de la grossesse**, quelle que soit son évolution ultérieure (*ce qui inclut donc les diabètes de type 1 et 2 diagnostiqués en cours de grossesse* ! ! !).

Le DG apparaît classiquement en *seconde partie de grossesse* (partie hyperglycémiante).

Conséquences

- **Maternelles**
  - HTA gravidique
  - augmentation du taux de césarienne

- **Fœtales**
  - pas d'augmentation des malformations congénitales
  - **macrosomie fœtale** +++, liée à l'hyperinsulinisme réactionnel
  - hydramnios

- **Néonatales**
  - complications obstétricales liées à la macrosomie : **dystocie des épaules**, lésions du plexus brachial
  - hypoglycémie si diabète déséquilibré
  - détresse respiratoire par maladie des membranes hyalines
  - ictère prolongé

- **À long terme**
  - *pour la mère* : récidive, **diabète de type 2 +++** (risque de 50 % à 10-15 ans, surtout si surpoids ou obésité)
  - *pour l'enfant* : risque d'**obésité** et de diabète de type 2

- **Dépistage**

Selon le consensus international de l'IADPSG, validé en France par le CNGOF et la SFD en décembre 2010.

- Uniquement sur facteurs de risque +++ :
  - âge > 35 ans
  - ATCD de diabète de type 2 au premier degré (parents, fratrie)
  - IMC > 25 kg/m^2 avant la grossesse
  - ATCD de DG ou de macrosomie lors d'une précédente grossesse
- Modalités :
  - **Glycémie à jeun au premier trimestre :**
    - **normale < 0,92 g/L** (5,1 mmol/L) = *retester à 24-28 SA*
    - DG si entre 0,92 et 1,26 g/L (7 mmol/L) = prise en charge (cf.)
    - diabète pré-existant si ≥ 1,26 g/L (type 2 +++)
  - **Entre 24 et 28 SA : HGPO à 75 grammes de glucose sur 2 heures :** DG si une valeur pathologique
    - t0 < 0,92 g/L (5,1 mmol/L)
    - t60 < 1,80 g/L (10 mmol/L)
    - t120 < 1,53 g/L (8,5 mmol/L)
  - **Dépistage à renouveler si négatif en cas de signes d'appels :** macrosomie > 97e percentile, hydramnios

- **Prise en charge**
  - Conseils diététiques +++
    - alimentation équilibrée normocalorique en trois repas +/- collations
    - apports de féculents à chaque repas
    - limiter les apports de glucides simples et à index glycémique élevé
    - pas de régime avec apport < 1 600 kcal/j
    - maintenir une *activité physique régulière* en l'absence de contre-indication obstétricale +++
  - Proposition d'une *auto surveillance glycémique pluri- quotidienne* (4 à 6/j, avant et après chaque repas) : objectifs :
    - pré prandial et à jeun < 0,95 g/L
    - post prandial (2 heures) < 1,20 g/L
  - Si échec au bout de 7 à 10 jours : recours à une *insulinothérapie fractionnée et intensifiée* (insuline rapide au moment des repas +++)

- **Prise en charge obstétricale**
  - *pas de consigne particulière* pour l'accouchement sauf si macrosomie = déclenchement conseillé à 39 SA
  - arrêt de l'insuline en début de travail
  - en post-partum, reprise d'une alimentation « normale » avec surveillance des glycémies capillaires pendant 48 heures pour s'assurer qu'il s'agit bien d'un DG et non d'un diabète préexistant

- **Suivi**
  - **dépistage trois mois après l'accouchement +++** par HGPO 75 grammes de glucose (mêmes critères qu'en dehors de la grossesse : t0 < 1,26 g/L ; t120 < 2 g/L)
  - **glycémie à jeun de manière annuelle**
  - dépistage précoce si grossesse ultérieure

Diabète préexistant à la grossesse

- Il s'agit d'une **situation à risque +++ pour la mère** (retentissement de la grossesse sur le diabète, aggravation des complications) **et pour le fœtus** (embryofoetopathie diabétique, retentissement des traitements et des complications du diabète).
- **Nécessité de programmation de la grossesse +++ avec une HbA1c cible à 6,5 %,** idéalement 3 mois avant la conception
- **Optimiser le traitement** pour passer à de l'**insuline uniquement (contre-indication des anti-diabétiques oraux +++)**, en schéma fractionné et intensifié (basal-bolus).
- **Prévoir un suivi rigoureux, multidisciplinaire +++**

- **Risques**
  - *fœtaux:* corrélation directe avec l'HbA1c maternelle +++
    - **fausses-couches** spontanées
    - **malformations congénitales** (x 3 à x 8…) : syndrome de régression caudale, malformations *cardiaques* +++ (persistance du canal artériel, CIV, coarctation aortique), malformations *du SNC* (spina bifida, anencéphalie, hydrocéphalie), malformations rénales
    - **macrosomie**
    - **hydramnios**
    - hypoxie tissulaire avec risque de *retard de croissance intra-utérin*
    - retard de la maturation pulmonaire
    - **hypertrophie cardiaque septale**
    - risque de **mort fœtale** *in utero* au 3e trimestre
  - *néonataux*
    - prématurité
    - complications obstétricales liées à la macrosomie
    - **hypoglycémie** sévère du nouveau-né
    - hypocalcémie
    - polyglobulie
    - ictère prolongé
    - **détresse respiratoire** transitoire par retard de résorption du liquide amniotique
    - maladie des membranes hyalines
  - *maternels*
    - **hypertension artérielle +++** (25 à 30 % des grossesses, d'autant plus qu'obésité et diabète de type 2 !, ou néphropathie préexistante) : problème de prise en charge car nombreux médicaments contre-indiqués
    - **rétinopathie : aggravation** = fond d'œil trimestriel (ou mensuel si anomalie préexistante), avec angiographie et traitement par laser si nécessaire
    - **néphropathie :** aggravation essentiellement de la protéinurie, qui revient le plus souvent à un niveau normal après la grossesse. Si insuffisance rénale préexistante, risque majoré d'hypotrophie fœtale, de pré-éclampsie et de mort fœtale *in utero* (50 %)
    - **coronaropathie** = **contre-indication absolue à la grossesse** car risque vital chez la mère +++
    - risque majoré d'**infections urinaires** (basses et hautes)

- **Prise en charge**
  - **programmation de la grossesse +++** si possible avec :
    - dépistage des complications
    - passage à l'insuline en cas de diabète de type 2
    - supplémentation en folates (prévention des anomalies de fermeture du tube neural)
  - **équilibre glycémique strict :**
    - pré prandial et à jeun < 0,95 g/L
    - post prandial (2 heures) < 1,20 g/L
  - recherche de corps cétoniques si glycémie > 2 g/L (toxicité sur le développement du SNC +++)
  - surveillance de **l'HbA1c toutes les 4 à 6 semaines**
  - **consultation tous les 15 jours**
  - **échographie obstétricale à chaque trimestre + à 26 SA et 34-36 SA** pour estimer la *croissance fœtale*, la *quantité de liquide amniotique* et rechercher une *cardiomyopathie* hypertrophique
  - **enregistrement du rythme cardiaque fœtal** à partir de 32 SA
  - hospitalisation si complications ou déséquilibre glycémique
  - **pas de contre-indications à l'utilisation des corticoïdes pour la maturation pulmonaire** ou des bêta-mimétiques en cas de menace d'accouchement prématuré mais risque d'hyperglycémie et de cétose +++
  - **accouchement programmé vers 38-39 SA**, la voie étant fixée par les conditions obstétricales et le bien-être fœtal
  - en post-partum, diminution +++ des besoins en insuline = hypoglycémies répétées… (attention, garder insuline si allaitement maternel car anti-diabétiques oraux contre-indiqués)

▶ **Liens transversaux**

Item n° 245 Diabète sucré de types 1 et 2 de l'enfant et de l'adulte. Complications

Liens bibliographiques, pour aller plus loin

- Le guide nutrition pendant et après la grossesse de l'INPES
  http ://www.inpes.sante.fr/CFESBases/catalogue/pdf/1060.pdf
- Recommandations du CNGOF pour le dépistage et la prise en charge du diabète gestationnel (décembre 2010)
  http://www.cngof.asso.fr/D_TELE/RPC_DIABETE_2010.pdf

QUESTIONS D'ENTRAÎNEMENT

60. QRM/Parmi les complications suivantes, laquelle n'est pas statistiquement associée à l'existence d'un diabète gestationnel ?
    A. Césarienne
    B. Diabète de type 2 à long terme chez la mère
    C. Hémorragie de la délivrance
    D. Macrosomie
    E. Pré-éclampsie

61. QRM/Parmi les résultats suivants d'hyperglycémie provoquée per os à 75 grammes de glucose réalisée à 26 semaines de grossesse, le(s)quel(s) est(sont) compatible(s) avec le diagnostic de diabète gestationnel ?
    A. t0 : 0.78 g/L ; t60 : 1,72 g/L ; t120 : 1,44 g/L
    B. t0 : 0.94 g/L ; t60 : 1,32 g/L ; t120 : 1,04 g/L
    C. t0 : 0.74 g/L ; t60 : 2,07 g/L ; t120 : 1,78 g/L
    D. t0 : 1.94 g/L ; t60 : 2,32 g/L ; t120 : 1,84 g/L
    E. t0 : 0.64 g/L ; t60 : 1,46 g/L ; t120 : 1,17 g/L
    F. t0 : 0.71 g/L ; t60 : 1,04 g/L ; t120 : 0,64 g/L
    G. t0 : 0.87 g/L ; t60 : 1,37 g/L ; t120 : 1,57 g/L

62. QRM/Parmi les glycémies veineuses à jeun suivantes, laquelle(s) vous permettrai(en)t de porter le diagnostic de diabète gestationnel sur un dépistage précoce réalisé au premier trimestre de grossesse ?
    A. 0,78 g/L
    B. 0,90 g/L
    C. 0,98 g/L
    D. 1,20 g/L
    E. 1,44 g/L

63. QRM/Mademoiselle D., 23 ans, vous est référée par votre collègue obstétricien pour dépistage d'un diabète gestationnel. Parmi les items suivants, lesquels retiendrez-vous pour valider la réalisation du dépistage ?
    A. Age de la patiente
    B. Antécédent de diabète de type 2 chez la mère de la patiente
    C. Antécédent de diabète de type 2 chez la tante de la patiente
    D. Antécédent de diabète gestationnel chez la sœur de la patiente
    E. IMC en début de grossesse à 24,6 kg/m^2
    F. Hydramnios confirmé à l'échographie
    G. Multiparité (G2P1)
    H. Patiente née macrosome

N° 266. Hypercalcémie

- Argumenter les principales hypothèses diagnostiques et justifier les examens complémentaires pertinents.
- Identifier les situations d'urgence et planifier leur prise en charge.

▶ Statistiques ECN

2008 (Dossiers 2 et 3)

▶ En quelques mots clés

- Hypercalcémie maligne
- Hyperparathyroïdie primaire
- Myélome multiple
- Adénome parathyroïdien
- Scintigraphie MIBI
- Échographie cervicale
- Néoplasie endocrinienne multiple

Dix commandements

✓ Tu tiendras compte de la protidémie pour interpréter une calcémie (calcémie corrigée)
✓ Tu exploreras toute hypercalcémie même de découverte fortuite
✓ Tu rechercheras des signes électriques de mauvaise tolérance de l'hypercalcémie
✓ Tu n'interpréteras jamais un dosage de PTH sans avoir le dosage de la calcémie en regard
✓ Tu interpréteras un taux de PTH après t'être assuré de la normalité de la fonction rénale et du taux de vitamine D
✓ Tu évoqueras une hypercalcémie en cas de lithiases rénales récidivantes
✓ Tu évoqueras une cause maligne à toute hypercalcémie
✓ Tu évoqueras une origine iatrogène à l'hypercalcémie, en particulier chez la personne âgée
✓ Tu évoqueras systématiquement une néoplasie endocrinienne multiple devant une hyperparathyroïdie primaire
✓ Tu traiteras chirurgicalement une hyperparathyroïdie primitive, sauf cas exceptionnel

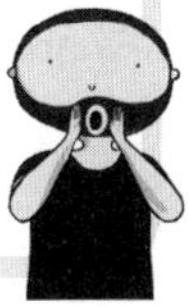

On dirait le nom d'un supermarché de produits laitiers.

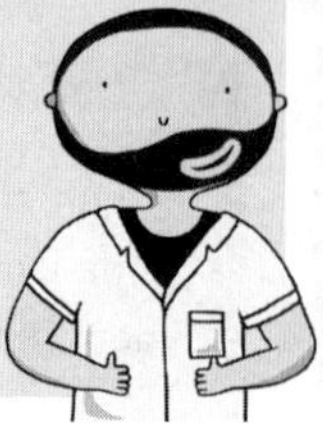

La question

PHYSIOLOGIE DE L'HOMÉOSTASIE CALCIQUE

Normes de calcémie = 2,2 – 2,6 mmol/l (à confronter aux normes du laboratoire)
La régulation fine entre ces limites est sous la dépendance de deux hormones hypercalcémiantes :

- la **Parathormone** (PTH) sécrétée par les glandes parathyroïdes : hypercalcémiante, hypercalciuriante, hypophosphorémiante
- la **Vitamine D** = calcitriol = 1-25(OH)2 D3 : hypercalcémiante, hyperphosphorémiante

Le calcium exerce un **rétro-contrôle négatif** très rapide sur la sécrétion de PTH.

Le calcium plasmatique est présent à la fois pour moitié sous forme liée aux protéines (albumine surtout +++) et pour moitié sous forme libre (= **ionisé**), le seul biologiquement actif (élément fondamental de la régulation de la sécrétion de PTH).

Certaines circonstances modifient ces proportions :

- l'*acidose* augmente la proportion de calcium ionisé par rapport au calcium total, et l'alcalose la diminue
- l'*hyperprotidémie* augmente la calcémie totale mais diminue la part respective de calcium ionisé, et inversement en cas d'hypoprotidémie
- l'*hyperphosphorémie* diminue le calcium ionisé et augmente la proportion de calcium complexé

Le **dosage du calcium ionisé permet donc de mieux définir l'hypercalcémie** (valeurs normales = 1.15-1.35 mmol/l, hypercalcémie si > 1.40 mmol/l).
En pratique, le dosage du calcium total suffit dans la majorité des cas.

La PTH :

- libère du calcium à partir de l'os (résorption osseuse)
- augmente la réabsorption rénale du calcium
- stimule l'absorption digestive du calcium par stimulation au niveau du rein de la 1-α hydroxylation de la vitamine D

Une carence en vitamine D induit une stimulation de la sécrétion de PTH par le biais de l'hypocalcémie qu'elle entraine.

DIAGNOSTIC POSITIF

Diagnostic biologique : **Calcémie totale > 2,60 mmol/l sur des dosages répétés**
Attention à corriger la calcémie selon l'albuminémie :

Ca corrigée (mmol/l) = Ca mesurée (mmol/l) + 0,02 x (40-albuminémie (g/l))

En cas de difficulté diagnostique, on peut doser le calcium ionisé.

SIGNES D'APPEL

- Circonstances de découverte :
  - **Fortuite** (bilan biologique de routine) ++
  - Bilan d'une affection hypercalcémiante
  - Signes cliniques
- Sex ratio : 2 femmes pour 1 homme
- L'hypercalcémie est le plus souvent **pauci voire asymptomatique**. L'existence de signes cliniques dépend du niveau d'hypercalcémie, de la rapidité d'installation et du terrain.
  Les signes cliniques ne sont pas spécifiques. C'est leur association qui fait évoquer le diagnostic et qui constitue le syndrome hypercalcémique.

Signes généraux	Asthénie Anorexie Amaigrissement
Signes digestifs	Constipation Nausées Vomissements Douleurs abdominales
Signes neuro-psychiques	Céphalées Apathie Syndrome dépressif Troubles mnésiques Confusion Somnolence Agitation

Signes rénaux	Lithiases Syndrome polyuro-polydipsique Déshydratation
Signes cardio-vasculaires	**HTA** (signe de gravité) Tachycardie **Signes à l'ECG** (signe de gravité)
Autres	Pseudo-myopathie Chondrocalcinose articulaire (si hypercalcémie chronique)
Complications à long terme	Néphrocalcinose Insuffisance rénale Complications liées à l'étiologie

Signes ECG
• Tachycardie • Allongement du PR • Raccourcissement du QT • Aplatissement de l'onde T • Troubles du rythme ou de la conduction

DIAGNOSTIC ÉTIOLOGIQUE

Nombreuses étiologies, mais deux principales :
- **Hyperparathyroïdie primaire** (55 %)
- **Néoplasies** (30 %)
- Autres étiologies = 15 %

Le diagnostic étiologique repose sur le **dosage de la PTH en première intention.** Ensuite, le bilan étiologique est différent selon le niveau de PTH : basse (adaptée), ou bien élevée ou normale (inappropriée).

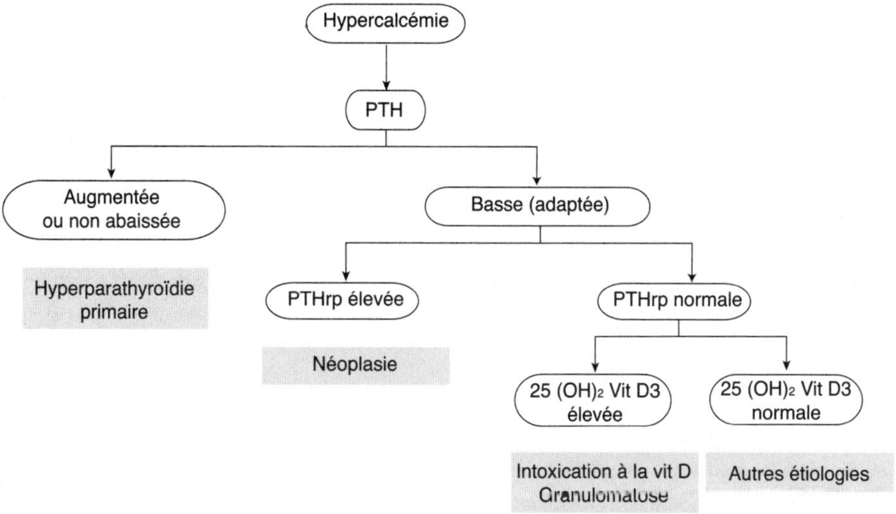

Remarque : cet arbre décisionnel est simplifié et s'appuie sur deux dosages essentiels : celui de la PTH et celui de la 25 (OH)2 Vitamine D3.
En pratique, le dosage de PTHrp est rarement réalisé car coûteux, non disponible rapidement et pas très fiable…

Hyperparathyroïdie primaire (55 %)

Lésion initiale parathyroïdienne responsable d'une **sécrétion autonome de PTH** :
- adénomes parathyroïdiens uniques (96 %) ou multiples (2 %)
- hyperplasie parathyroïdienne
- carcinome parathyroïdien (rare)

- **Terrain**
  - Femme
  - Âge > 50 ans
  - Néoplasie endocrinienne multiple

Néoplasie endocrinienne multiple
Maladie héréditaire à transmission autosomique dominante
NEM1 = mutation du gène de la ménine Hyperparathyroïdie primaire (95 % des cas, *atteinte souvent inaugurale*) Tumeurs endocrines du pancréas (insulinome, gastrinome) Adénome hypophysaire
NEM 2 = mutation du proto-oncogène RET Cancer médullaire de la thyroïde (présent dans 100 % des cas) Hyperparathyroïdie primaire avec atteinte multiglandulaire (30 % des cas) Phéochromocytome bilatéral
Quand rechercher une NEM ? Âge < 30 – 40 ans Cas familiaux de NEM ou d'hyperparathyroïdie Signes évocateurs de tumeur associée à l'hyperparathyroïdie Atteinte multiglandulaire à l'histologie

- **Cliniquement**
  L'hyperparathyroïdie primaire est le plus souvent asymptomatique. Quand elle est symptomatique, il s'agit du syndrome hypercalcémique classique associé à des manifestations rénales et osseuses spécifiques.
  - *Signes osseux*
    - Signes cliniques : douleurs osseuses mécaniques, tuméfactions, fractures pathologiques spontanées
    - Signes radiologiques :
      - **Ostéoporose** : hypertransparence radiologique, diminution de la densité minérale osseuse (fait partie des éléments décisionnels pour l'orientation thérapeutique),
      - Ostéite fibrokystique de Von Recklinghausen (forme historique, devenue exceptionnelle) : résorption sous-périostée, disparition des lamina dura, résorption des houppes phalangiennes, tassements vertébraux
  - *Signes rénaux*
    - **Lithiase rénale** bilatérale, récidivante, évolutive, radio-opaque (signe d'appel fréquent)
    - **Néphrocalcinose** (microcalcifications du parenchyme rénal) évoluant vers l'insuffisance rénale

- **Biologie**
  - **Hypercalcémie**
  - PTH élevée ou normale (= inadaptée)
  - **Hypophosphorémie** avec hyperphosphaturie
  - Hypercalciurie
  - Tendance à l'acidose hyperchlorémique

- **Imagerie**
  - But = **localiser** un adénome parathyroïdien pour guider le geste chirurgical
  - **Échographie parathyroïdienne + Scintigraphie MIBI :** 100 % de valeur de localisation d'un adénome lorsque ces deux imageries sont concordantes en présence d'un diagnostic biologique
  - À l'inverse, une imagerie négative ne doit pas remettre en cause un diagnostic d'hyperparathyroïdie primaire biologique certain. Ainsi, *la réalisation d'une imagerie n'est indispensable qu'en cas d'indication opératoire*
  - À part, l'hyperparathyroïdie secondaire et tertiaire :
    - **Hyperparathyroïdie secondaire** = réponse physiologique de la sécrétion de PTH à l'hypocalcémie de l'insuffisance rénale chronique ou de la carence en vitamine D (perte du rétro-contrôle négatif)
    - Risques liés à la résorption osseuse de l'hyperparathyroïdie
    - Traitement préventif : lutte contre l'hyperphosphorémie (régime hypoprotidique), apport de dérivés actifs de la vitamine D et apport calcique
    - **Hyperparathyroïdie tertiaire** = autonomisation de l'hyperparathyroïdie secondaire qui aboutit à une hypercalcémie

Hypercalcémie des affections malignes (30 %)

Dans ce contexte, l'hypercalcémie est **souvent importante, symptomatique et mal tolérée**. Elle concerne 5 % des cancers. Le pronostic est péjoratif.

- *2 mécanismes :*
  - hypercalcémie par **métastases osseuses ostéolytiques** (résorption osseuse)
  - hypercalcémie humorale par **production de PTHrp** (peptide ayant la même action physiologique que la PTH sur l'os) par les cellules tumorales : elle s'observe aussi bien en présence qu'en l'absence de métastases osseuses
- Les cancers concernés :
  - cancers ostéophiles : poumon, sein, rein, tractus digestif, thyroïde, prostate
  - myélome multiple (10 % des hypercalcémies malignes !)
  - lymphomes, leucémies à cellule T de l'adulte

- **Cliniquement**
  - syndrome hypercalcémique, douleurs osseuses, signes de néoplasie

- **Imagerie**
  - signes radiologiques ou scintigraphiques de métastases osseuses

- **Biologie**
  - PTH basse (adaptée), PTHrp élevée, phosphorémie normale

Granulomatose : Sarcoïdose, tuberculose, histoplasmose...

- Contexte pathologique souvent évident
- Physiopathologie : production non régulée de vitamine D active par le tissu granulomateux
- Biologie : PTH basse, hyperphosphorémie

Hypercalcémie iatrogène

- Étiologie rare, mais à rechercher systématiquement, en particulier en cas de polymédication chez les sujets âgés
- Régression de l'hypercalcémie après l'arrêt du médicament causal, de façon plus ou moins lente (stockage tissulaire du médicament)
  - **Vitamine D** : Bio = hyperphosphorémie, hypercalciurie, PTH basse, vitamine D élevée
  - **Vitamine A** : Clinique = asthénie sévère, douleurs musculaires et osseuses, alopécie des sourcils
  - **Diurétiques thiazidiques** : Bio = hypocalciurie
  - **Lithium** : Physiopathologie = augmentation de la réabsorption tubulaire du calcium + action directe sur la cellule parathyroïdienne – Bio : simule une hyperparathyroïdie primaire
  - **Syndrome des « buveurs de lait »** : Contexte = automédication par de fortes doses d'antiacides ou de carbonate de calcium

Hypercalcémie d'immobilisation

- Concerne les immobilisations prolongées dans le cadre de pathologies neurologiques ou orthopédiques
- Physiopathologie : diminution de l'ostéosynthèse
- Biologie : hypercalcémie modérée + hypercalciurie

Hypercalcémie des autres endocrinopathies

- **Hyperthyroïdie** (dans la thyrotoxicose sévère, par accélération du renouvellement osseux)
- **Insuffisance surrénale aiguë** (hémoconcentration, insuffisance rénale fonctionnelle)
- **Phéochromocytome** (association avec une hyperparathyroïdie primitive si NEM2, sécrétion de PTHrp par le phéochromocytome)

Le traitement de la cause corrige l'hypercalcémie, qui est le plus souvent modérée.

Hypercalcémie-hypocalciurie familiale bénigne

- Maladie rare, héréditaire, de transmission autosomique dominante
- Inactivation partielle du récepteur du calcium des cellules parathyroïdiennes : des concentrations plus élevées de calcium sont nécessaires pour freiner la sécrétion de PTH.

- **Tableau clinique**
  - Hypercalcémie découverte dans l'enfance
  - Antécédents familiaux d'hypercalcémie
  - Patient asymptomatique
  - Évolution bénigne, en particulier sans lithiase

- **Biologiquement**
  - Hypercalcémie modérée
  - Hypophosphorémie
  - PTH inadaptée
  - **Calciurie basse** : permet le diagnostic différentiel avec l'hyperparathyroïdie primaire (calcul de la *fraction d'extraction du calcium*)

Bilan de première intention devant une hypercalcémie	
Biologie	• Phosphorémie • Calciurie • Phosphaturie • PTH • 25 $(OH)_2$ Vitamine D3 • Créatinine (plasma et urines) • Électrophorèse des protéines sériques • Hémogramme • Vitesse de sédimentation
Autres	• **ECG +++**
Imagerie	• **Échographie rénale** (*diagnostic de gravité; diagnostic étiologique si cancer du rein*)

TRAITEMENT

Le traitement repose sur 2 axes:
- Traitement **symptomatique** (selon le niveau et la tolérance de l'hypercalcémie [*voir plus loin avec les hypercalcémies malignes*])
- Traitement **étiologique** (à chaque fois qu'il est possible)

Pour les formes modérées et bien tolérées, le traitement peut attendre le diagnostic étiologique et son traitement spécifique.

- **Traitement étiologique**
  - **Hyperparathyroïdie primaire:** ablation chirurgicale du ou des adénomes responsables. Très peu de contre-indications, très fort taux de guérison, très faible taux de complications. Deux techniques opératoires: chirurgie conventionnelle par cervicotomie exploratrice ou chirurgie mini-invasive si un adénome unique a été localisé par l'imagerie +++. Dans les échecs de la chirurgie, notamment dans les carcinomes parathyroïdiens et les HPTH des NEM1 les calcimimétiques peuvent être utilisés (agonistes du calcium au niveau du récepteur au calcium des cellules parathyroïdiennes adénomateuses ou néoplasiques): freinent la sécrétion de PTH. Exemple = cinacalcet (Mimpara®)
  - **Hypercalcémie humorale:** biphosphonates IV (*voir plus bas*)
  - **Métastases osseuses:** biphosphonates per os, radiothérapie, radiologie interventionnelle (radiofréquence, cimentoplastie…)

- **Hyperparathyoïdie secondaire**: calcimimétiques
- **Hypercalcémie iatrogène**: arrêt du médicament causal
- **Hypercalcémie d'immobilisation**: mobilisation (régression en 6 mois environ après la reprise de l'activité)
- **Hypercalcémie hypocalciurie familiale bénigne**: pas de traitement nécessaire

HYPERCALCÉMIE MALIGNE

- **Définition**
  - Calcémie > **3,5 mmol/l**
  - **Urgence métabolique**, mise en jeu du pronostic vital

- **Clinique**
  - Aggravation des signes classiques de l'hypercalcémie
  - **Déshydratation** toujours présente et sévère
  - Fièvre
  - Vomissements incoercibles, douleurs abdominales pseudo-chirurgicales
  - Troubles neuropsychiques: agitation, délire, obnubilation, convulsions...
  - Troubles du rythme et de la conduction cardiaque
  - **Insuffisance rénale aiguë fonctionnelle**
  - Au stade ultime: **coma, collapsus, fibrillation ventriculaire, asystolie**

- **Traitement**
  - Hospitalisation en soins intensifs ou **réanimation**
  - Scope
  - **Réhydratation massive** par sérum physiologique
  - **Calciurèse forcée** par du furosémide (diurétique de l'anse) après normalisation de la volémie, avec compensation de la diurèse
  - **Biphosphonates** en perfusion lente (effet transitoire de quelques jours à quelques semaines)
  - Corticothérapie IV (dans les myélomes ou les hémopathies)
  - Dialyse en cas d'insuffisance rénale aiguë oligo-anurique

▶ **Liens transversaux**

Item n° 207 Sarcoïdose

Item n° 317 Myélome multiple des os

Pense-bête thérapeutique

+ Digitaliques contre-indiqués dans l'hypercalcémie (troubles du rythme cardiaque, bradycardie, asystolie)

QUESTIONS D'ENTRAÎNEMENT

64. QRM/Vous venez de porter le diagnostic d'hyperparathyroïdie primitive chez une jeune patiente de 19 ans et suspectez l'existence éventuelle d'une néoplasie endocrinienne multiple de type 1. Quelle(s) autre(s) atteinte(s) tumorale(s) pouvez-vous rencontrer dans ce contexte ?
    A. Cancer médullaire thyroïdien
    B. Adénome hypophysaire à prolactine
    C. Phéochromocytome
    D. Ganglioneurome digestif
    E. Adénome surrénalien
    F. Gastrinome
    G. Cancer papillaire thyroïdien
    H. Insulinome

65. QRU/Monsieur K., 45 ans, vous est adressé en raison d'une hypercalcémie découverte fortuitement sur un bilan de « routine ». Vous avez complété le bilan avec les paramètres suivants : calcémie 3.01 mmol/L (N : 2.25-2.55) ; phosphatémie 0.49 mmol/L (N : 0.70-1.30) ; PTH 10 ng/L (N < 70) ; 25-OH vitamine D3 54 µg/L (N > 30) ; créatinine 74 µmol/L (clairance 88 ml/min) ; calciurie 550 mg/24h (N < 300). Parmi les étiologies suivantes, quel diagnostic retenez-vous ?
    A. Hyperparathyroïdie primitive
    B. Hypercalcémie hypocalciurique bénigne familiale
    C. Hypercalcémie secondaire à une néoplasie
    D. Intoxication à la vitamine D
    E. Surdosage en diurétiques thiazidiques

66. QROC/Une patiente de 62 ans est adressée en consultation à la suite de la découverte d'une calcémie à 2,75 mmol/L (N : 2,15-2,55) associée à une phosphatémie à 0,70 mmol/L (N : 0,85-1,50) dans le cadre d'un bilan de lombalgies chroniques. Elle n'a pas d'antécédent particulier. Son poids est stable. Elle se lève une fois la nuit pour uriner et se plaint d'une constipation apparue progressivement. Sa pression artérielle est mesurée à 140/90 mmHg.
Vous suspectez une hyperparathyroïdie primitive. Quel dosage va étayer votre hypothèse diagnostique ?

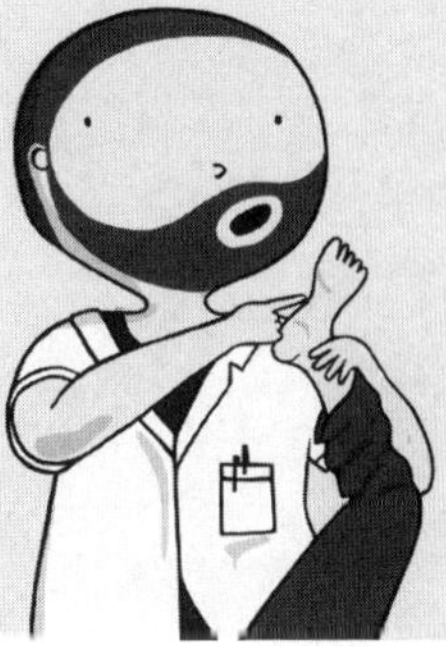

Corrigés des tests

N° 40. Aménorrhée

1. Réponse juste : B
2. Réponses justes : B, C
   Réponses fausses : A, D, E – Inacceptable : E
3. Réponse juste : D

N° 47. Puberté normale et pathologique

4. Réponses justes : B, D, E – Indispensable : D
   Réponses fausses : A, C, F, G – Inacceptable : G
5. Réponses justes : B, D, E
   Réponses fausses : A, C
6. Réponses justes : B, C, E
   Réponses fausses : A, D

N° 51. Retard de croissance staturo-pondérale

7. Réponse juste : D
8. Réponse juste : B, D, E, F, G
   Réponses fausses : A, C

N° 120. Ménopause et Andropause

9. Réponse juste : G
   Réponses fausses : A, B, C, D, E, F
10. Réponses justes : A, B, D, E, H
    Réponses fausses : C, F, G
11. Réponses justes : A, C, G, H, I, L, M, N
    Réponses fausses : B, D, E, F, J, K

N° 215. Pathologie du fer chez l'adulte et l'enfant

12. Réponse : hémochromatose
13. Réponses justes : A, B, D, F, H
    Réponses fausses : C, E, G
14. Réponse : saignées/phlébotomies
15. Réponse juste : D

N° 219. Facteurs de risque cardio-vasculaire et prévention

16. Réponses justes : A, C, E
    Réponses fausses : B, D
17. Réponses justes : C, D, F, G
    Réponses fausses : A, B, E
18. Réponse juste : E
    Réponses fausses : A, B, C, D

N° 220. Dyslipidémies

19. Réponses justes : A, B, E
Réponses fausses : C, D, F
Réponse indispensable : B

20. Réponses justes : B, E, H
Réponses fausses : A, C, D, F, G, I

21. Réponse juste : D
Réponses fausses : A, B, C, E, F

22. Réponse juste : B

N° 221. Hypertension artérielle de l'adulte

23. Réponses justes : A, E, G
Réponses fausses : B, C, D, F, H
Réponses inacceptables : C, H

24. Réponses justes : A, D, F, G, H
Réponses fausses : B, C, E

25. Réponses justes : A, B, C, E, F
Réponses fausses : D, G, H

26. Réponses justes : B, D, E, G, I, J
Réponses fausses : A, C, F, H, K

N° 238. Hypoglycémie chez l'adulte et l'enfant

27. Réponse juste : B

28. Réponses justes : B, C, E, G, H
Réponses fausses : A, F

29. Réponses justes : C, E
Réponse indispensable : C
Réponse inacceptable B

N° 239. Goitre, nodules thyroïdiens, cancers thyroïdiens

30. Réponses justes : A, B, C, D, F, G
Réponses fausses : E, H

31. Réponses justes : A, B, E
Réponses fausses : C, D

32. Réponses justes : C
Réponses fausses : A, B, D, E

N° 240. Hyperthyroïdie

33. Réponse juste : B

34. Réponses justes : A, B, D, F, G
Réponses fausses : C, E

35. Réponses justes : A, B, C, E, G, H, I
Réponses fausses : D, F

36. Réponses justes : B, C, F
Réponses fausses : A, D, E, G

37. Réponses justes : A, C – Indispensable : A
Réponses fausses : B, D, E – Inacceptable : E

N° 241. Hypothyroïdie

38. Réponses justes : B, D, E, F, G
Réponses fausses : A, C, H

39. Réponse juste : D

40. Réponses justes : A, D, E
Réponses fausses : B, C, F, G

N° 242. Adénome hypophysaire

41. Réponses justes : B, D, F – Indispensable : D
Réponses fausses : A, C, E, G, H

42. Réponse juste : E

43. Réponse juste : D
Réponses fausses : A, B, C, E – Inacceptable : E

44. Réponses justes : A, D
Réponses fausses : B, C, E – Inacceptable : B

45. Réponses justes : C, D, F – Indispensable : D
Réponses fausses : A, B, E, G

N° 243. Insuffisance surrénale chez l'adulte et l'enfant

46. Réponses justes : B, C, E, F, G
Réponses fausses : A, D

47. Réponses justes : A, D, F
Réponses fausses : B, C, E, G, H
Réponse inacceptable : G
Réponse indispensable : D

48. Réponses justes : C, E, G, H
Réponses fausses : A, B, D, F

N° 244. Gynécomastie

49. Réponses justes : A, B, F, G
Réponses fausses : C, D, E, H

50. Réponses justes : C, H
Réponses fausses : A, B, D, E, F, G – Inacceptable : D

N° 245. Diabète sucré de types 1 et 2 de l'enfant et de l'adulte.

51. Réponses justes : A, C
Réponses fausses : B, D, E, F, G, H – Inacceptable : H

52. Réponse juste : F
Réponses fausses : A, B, C, D, E

53. Réponses justes : C, D, F
Réponses fausses : A, B, E – Inacceptable : E

54. Réponses justes : A, B, D, F, H
Réponses fausses : C, E, G – Inacceptable : G

55. Réponses justes : A, B, F
Réponses fausses : C, D, E – Inacceptable : D

56. Réponses justes : A, C, D, E, H – Indispensable : C
Réponses fausses : B, F, G

N° 251. Obésité de l'enfant et de l'adulte

57. Réponses justes : A, C, F
Réponses fausses : B, D, E
Réponse inacceptable : B

58. Réponse juste : C

59. Réponses justes : A, D, E, G
Réponses fausses : B, C, F

N° 252. Nutrition et grossesse

60. Réponse juste : C

61. Réponses justes : B, C, D, G
Réponses fausses : A, E, F

62. Réponses justes : C, D, E
Réponses fausses : A, B
Réponse indispensable : E

63. Réponses justes : B, F
Réponses fausses : A, C, D, E, G, H
Réponses inacceptables : A, E

N° 266. Hypercalcémie

64. Réponses justes : B, E, F, H
Réponses fausses : A, C, D, G

65. Réponse juste : C

66. Réponse : parathormone, PTH

Notes

Notes

Notes

Notes

Notes

Imprimé en Italie par «La Tipografica Varese Srl» Varese